こんなに怖い 図解

睡眠時無呼吸症候群

監修
医療法人RESM理事長
白濱龍太郎

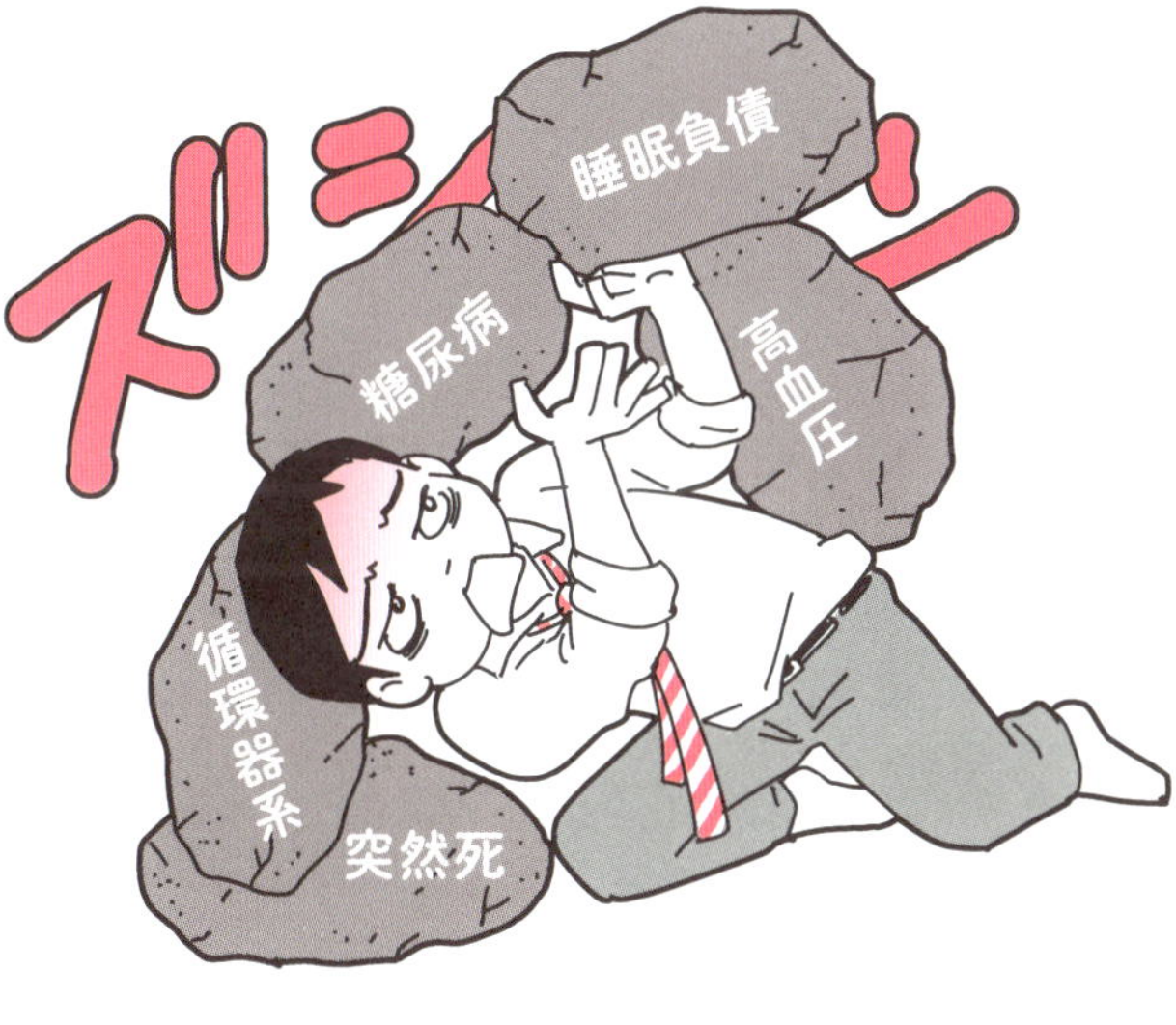

日東書院

はじめに

2015年に『図解 睡眠時無呼吸症候群を治す! 最新治療と正しい知識』を上梓してから4年がたちました。当時は、2012年に起こった関越自動車道の高速ツアーバス事故の運転手に睡眠時無呼吸症候群（SAS）症状が確認されたこともあり、居眠り運転という重大な事故を引き起こす病気として、一般の人々にも広く認知されはじめていた頃でした。

SASは、日中に過度な眠気を引き起こすだけではなく、睡眠負債が蓄積することで、高血圧、糖尿病、循環器系のさまざまな病気を合併症として引き起こし、中には突然死を引き起こすことが、これまでの研究報告でわかっています。

また、SASは肥満男性に多いという単純な病気ではなく、体格や年齢にかかわらず、老若男女さまざまな世代にわたって起こりうる病気です。これは、あごが小さく奥まっていて気道がせまいという、日本人の骨格的な特徴に起因しています。あごが小さい現代の子どもたち、更年期の女性、高齢者にも、SAS患者の比率が高まりつつあります。

最近では、循環器科や代謝科などの他診療科の医師にもSASの危険性についての理解と認知度が進み、SAS患者を睡眠専門医や専門医療機関と連携して治療する体制がとのいつつありますが、まだ睡眠医療の専門医や専門医療機関が少ないのが現状です。

眠っている間に症状が起こるために、SASであることに気づかず、睡眠の専門医を受診することなく、症状を悪化させている潜在的な患者さんが多くいることも、さまざまな病気を増加させている要因のひとつだと考えられます。

本書では、SASがどのような病気を引き起こすのか、どんなリスクがあるのか、そしてSASの一般的な治療方法であるCPAP療法の治療法の詳細について、最新の知見を紹介しています。以前の書籍と合わせて、SASという病気への理解を深めるために役立てていただければと思います。

そして、SASに悩んでいる方はもちろん、まだ気づいていない潜在的な患者さんにとっての気づきとなれば幸いです。

医療法人RESM理事長
白濱龍太郎

もくじ

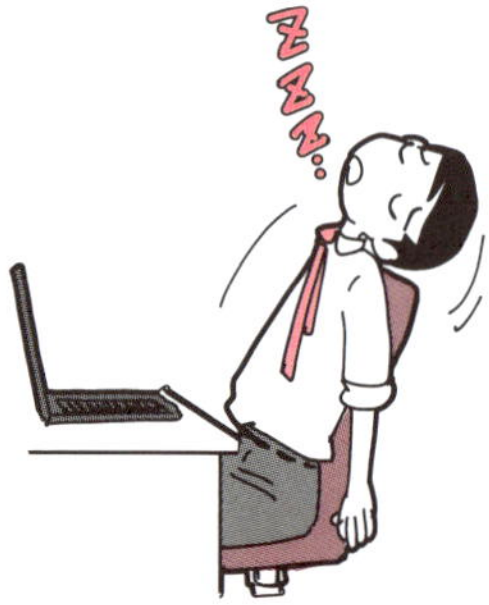

第2章 太っている人は氷山の一角！ 多くの人が潜在患者の可能性！

第3章 睡眠時無呼吸症候群の疑問に答えます！

第4章 睡眠時無呼吸症候群は、万病のもと!?

第5章 自宅で！病院で！ 最新の検査方法と治療

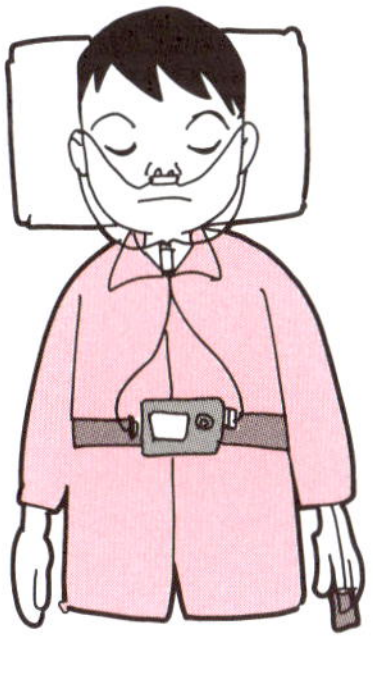

第6章 進化した最新治療！ 小さく簡単になったCPAP！

第7章 睡眠を改善することが さまざまな 病気の予防になる！

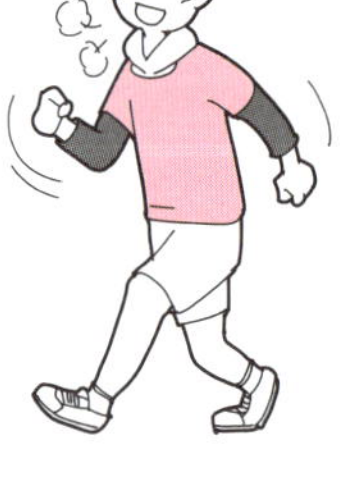

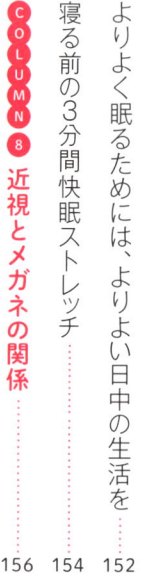

序章

もしかしたら自分が？

睡眠時無呼吸症候群って、自分には関係ない。
そう思っている人は多いはず。
でも、その体の不調は、もしかしたら？
まずは、あなたの睡眠コンディションを
自分でチェックしてみましょう。

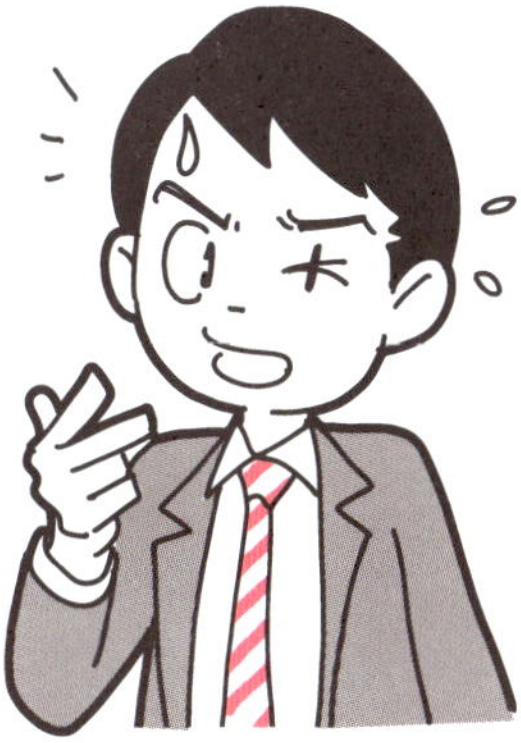

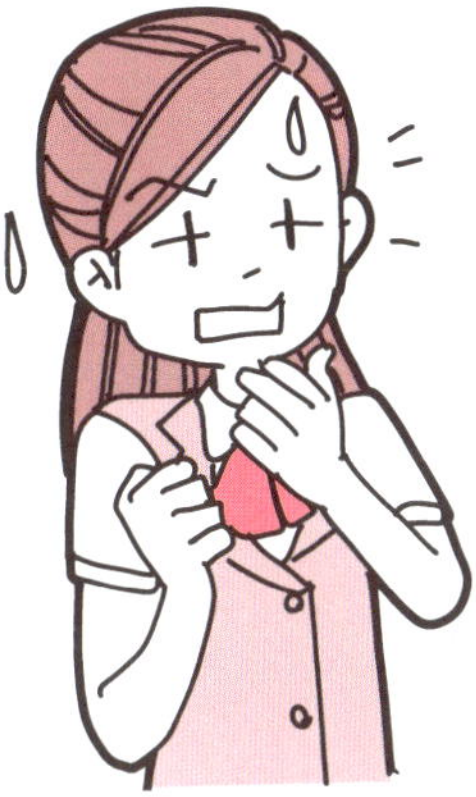

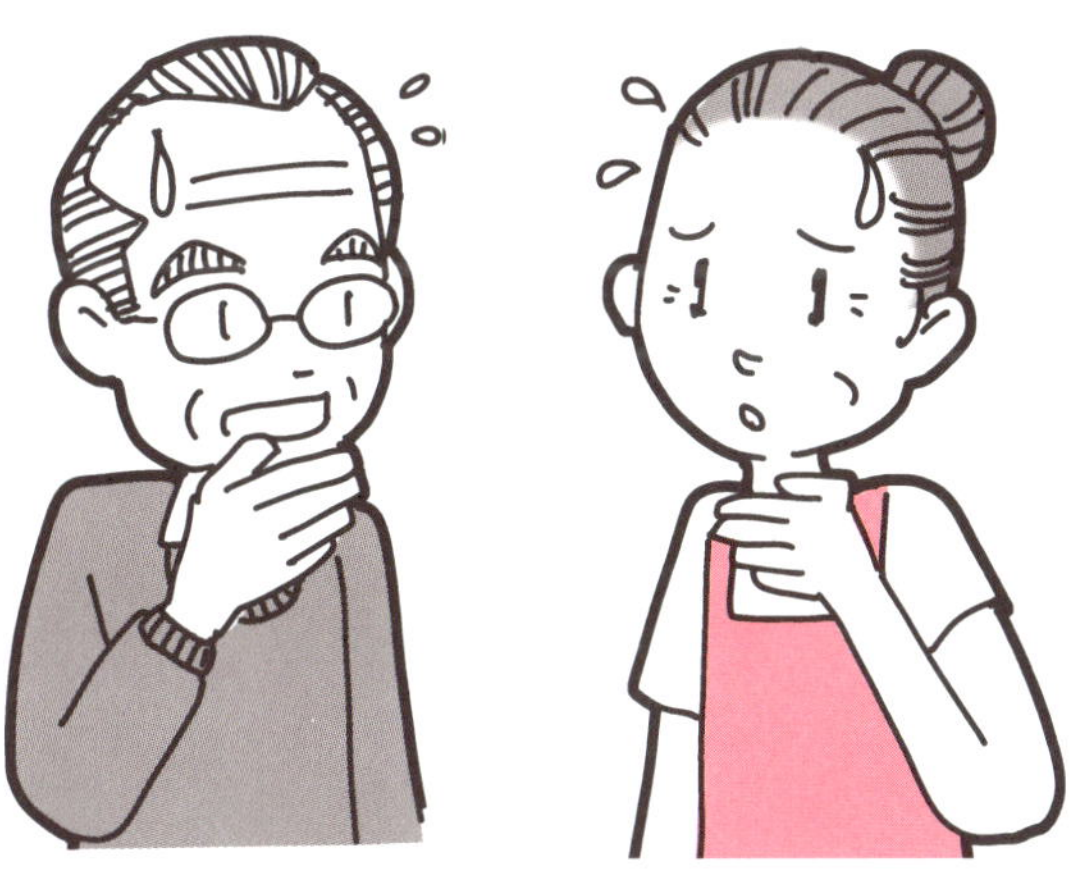

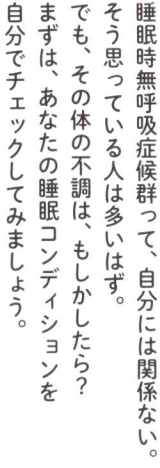

気づいていないだけ？
気になる症状が実は…？

年齢や性別を問わず、さまざまな不調や病気を抱えています。実はその症状は、脳や体に大きな影響を与える睡眠時無呼吸症候群が原因で引き起こされたり悪化したりしている可能性があります。

脳梗塞

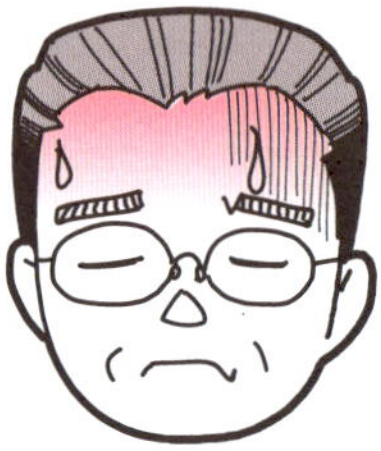

高血圧症と高脂血症のダブル持病

糖尿病

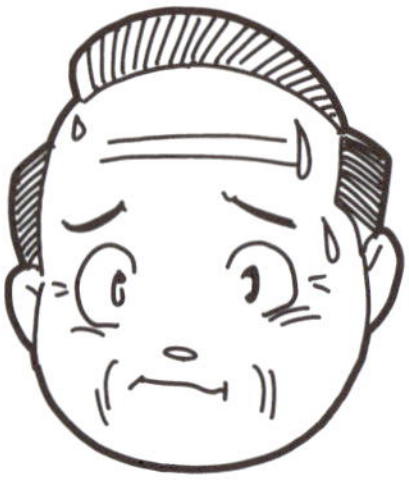

持病の糖尿病が悪化している

更年期障害

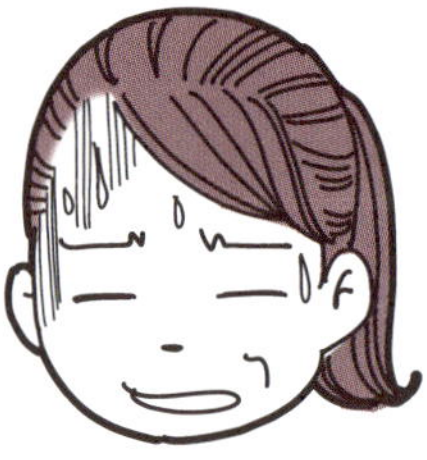

滝のような寝汗やめまいは更年期？

認知症

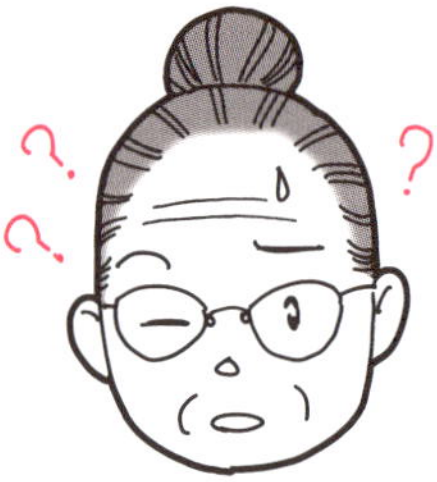

お金の勘定がうまくできない

肥満

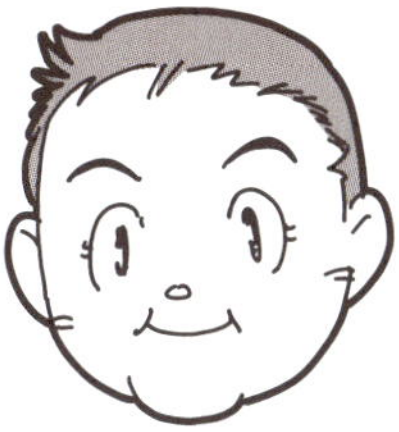

肥満体っていわれるのがイヤ！

うつ病

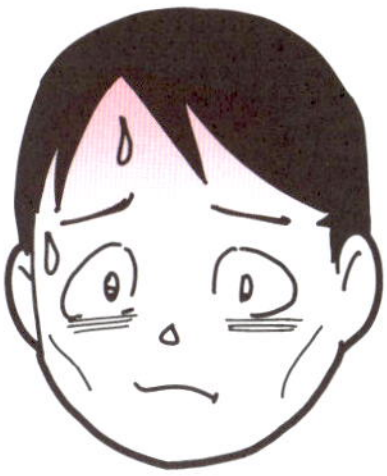

病院へ行ったら、うつ病と診断！

ADHD
（注意欠陥・多動性障害）

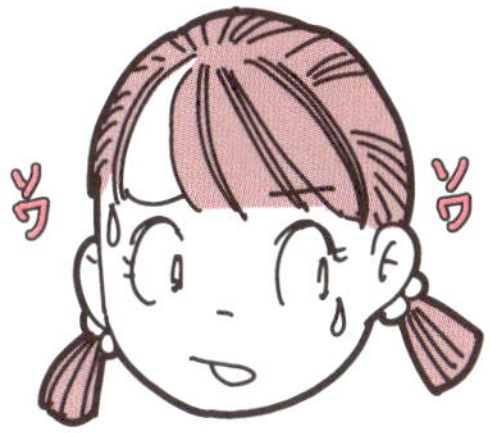

授業中でもすぐ外へ出たくなる

不妊症
（男性はED）

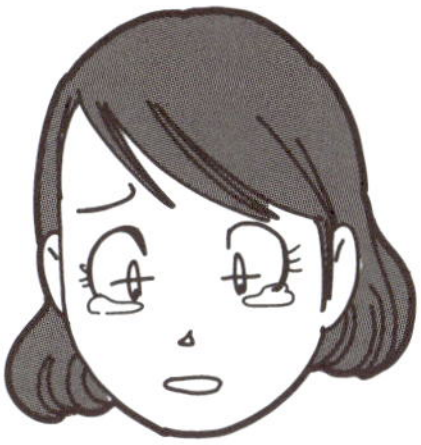

子どもが欲しいのにできない…

その不調や病気の原因！
もしかすると睡眠時無呼吸症候群の
可能性があります！

専門医にかかる前に!

あなたの日中の眠気をクイックチェックしましょう

最近の日常生活の中で、①〜⑧の状況になると、眠くて数秒から数分間ウトウトして眠ってしまったりすることがありますか? 実際にない状況でも、仮にそんな場面になったらどうなるか考えて答えてください。

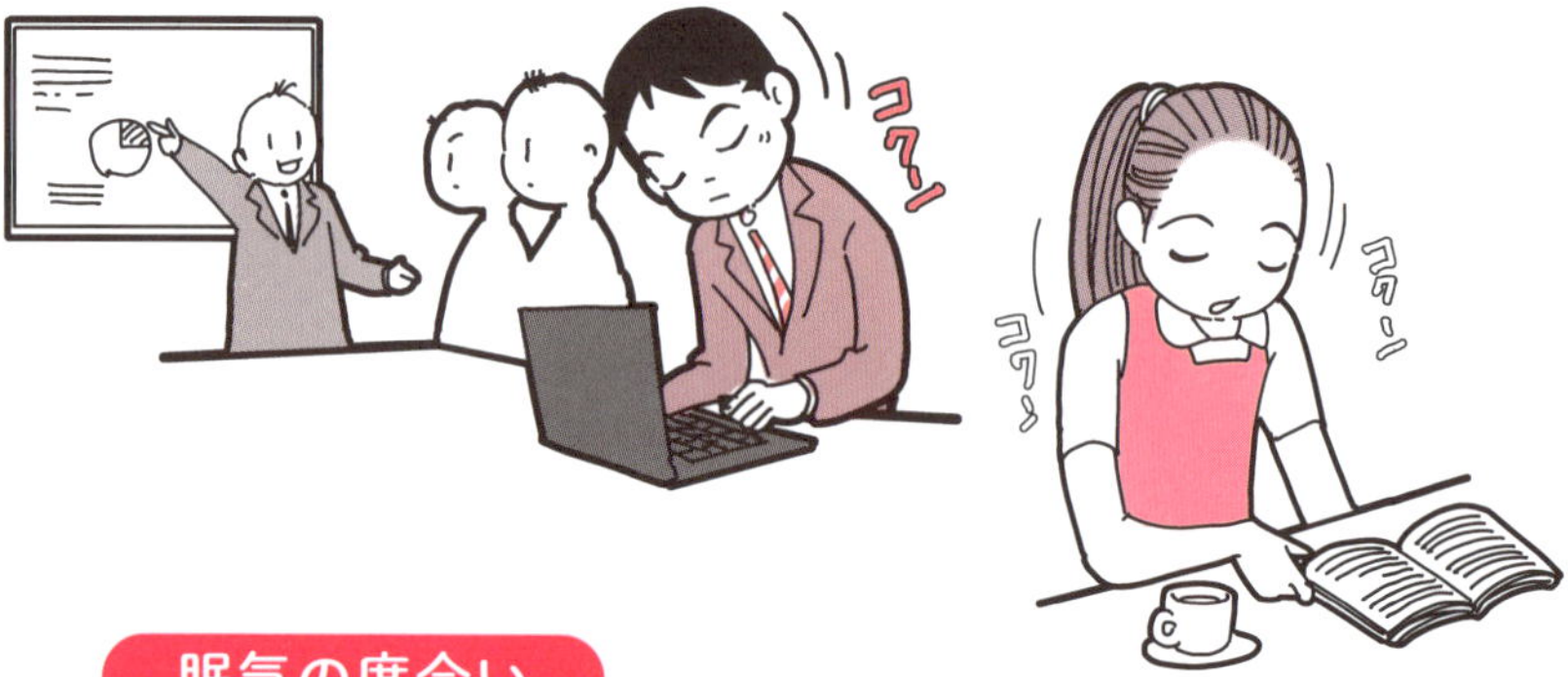

眠気の度合い

0点	ウトウトすることはない
1点	ときどきウトウトすることがある
2点	ウトウトすることがある
3点	だいたいいつもウトウトしてしまう

※日中の眠気の自己評価尺度ESS(Epworth Sleepiness Scale)

1	座って本を読んでいるとき	0・1・2・3点
2	座ってテレビを見ているとき	0・1・2・3点
3	人の大勢いる場所(会議、劇場)で静かに座っているとき	0・1・2・3点
4	車に乗客として1時間以上乗っているとき	0・1・2・3点
5	午後、横になって休息しているとき	0・1・2・3点
6	座って人と話しているとき	0・1・2・3点
7	昼食後(飲酒なし)静かに座っているとき	0・1・2・3点
8	運転中、渋滞や信号待ちをしているとき	0・1・2・3点

合計が11点以上の場合、かなり日中の眠気が強いといえます。専門医の受診をおすすめします。

合計 　　点

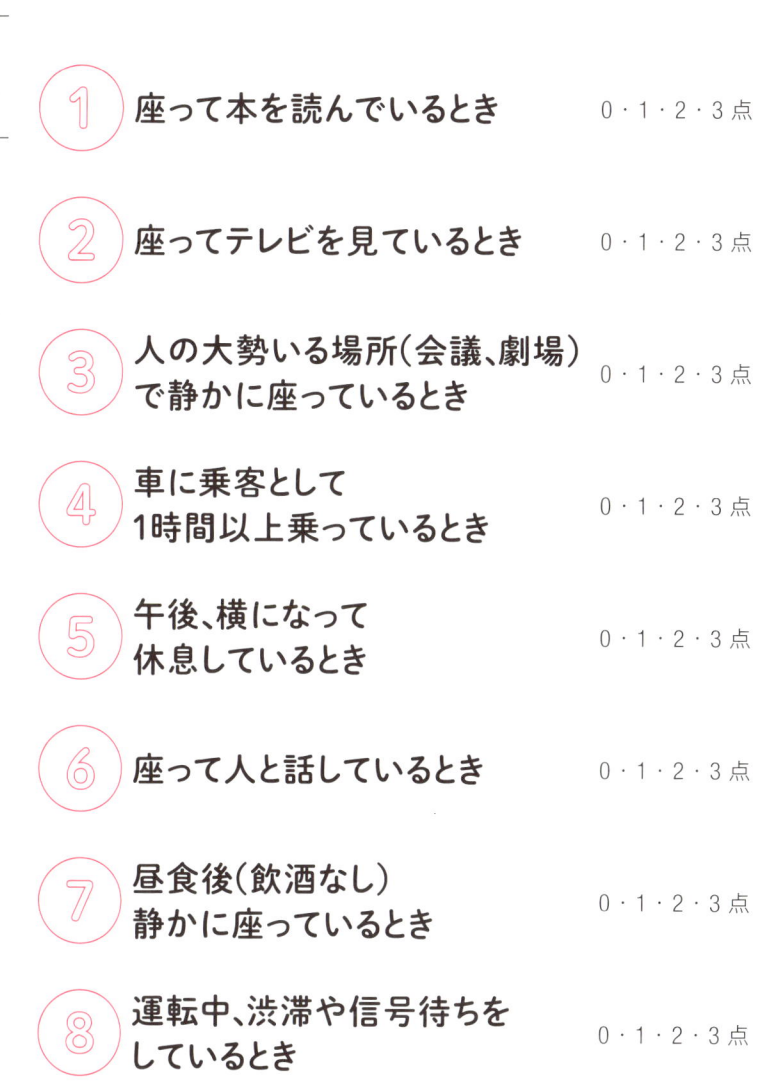

専門医にかかる前に！

睡眠時無呼吸症候群の可能性 20のセルフチェック

以下の20の項目のうち、当てはまるものにチェックをつけましょう。

① 体と持病

- □ 最近体重が増えた、または肥満気味である
- □ あごが小さい、あごが引っ込んでいる
- □ 舌、扁桃腺、口蓋垂《こうがいすい》が大きい
- □ 口で呼吸していることが多い
- □ 鼻が詰まりやすい、鼻炎などの持病がある
- □ 高血圧、糖尿病などの生活習慣病がある
- □ 妊娠中または更年期以降の女性である

② 生活習慣

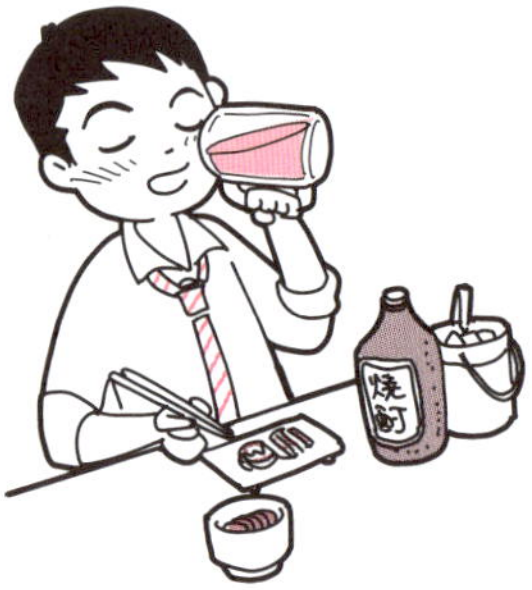

- □ タバコを吸う
- □ 毎日またはときどきお酒を飲む
- □ 睡眠導入薬などを服用している
- □ 仕事がシフト勤務
- □ 仕事でよく運転をする

③ 睡眠中

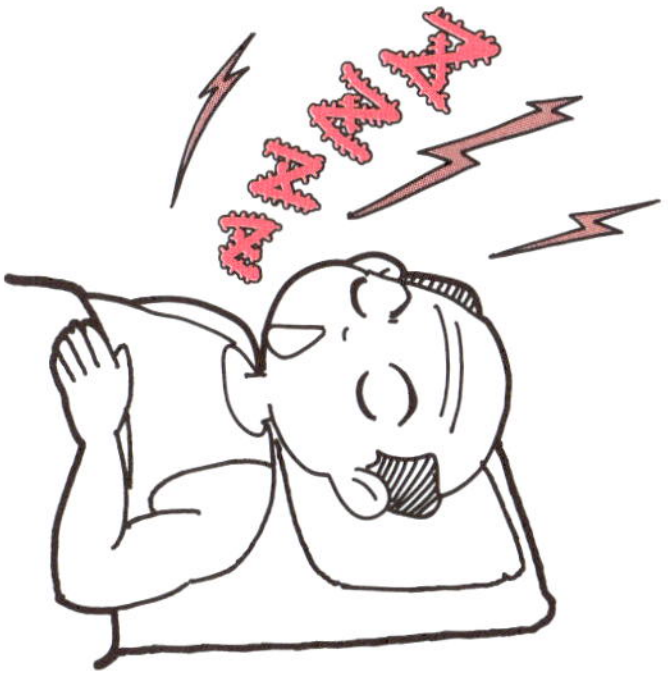

- □ よく寝汗をかく
- □ 何度もトイレに起きる
- □ いびきが大きいと指摘されたことがある

④ 日中

- □ 夜寝ているのに、日中に極度の眠気がある
- □ 運転中や仕事中に起きていられなくなったことがある
- □ 朝目覚めると、激しい頭痛や倦怠感がある
- □ 極度の眠気で、仕事や家事に集中できない
- □ 意思や判断力がおとろえてきた気がする

20のリストのうち3つ以上当てはまる人は、睡眠時無呼吸症候群の可能性が疑われます。一度、専門医で検査を受けましょう。

合計 ［　　　　個］

※これは簡易的な可能性を確認するためのセルフチェックです。

COLUMN 1

鼻呼吸習慣へ

ふだんから口呼吸の人は多いものです。口呼吸は、気道がふさがりやすく、いびきもかきやすくなります。また、口の中が乾燥して、風邪をひきやすいというデメリットもあります。睡眠時無呼吸症候群のＣＰＡＰ療法を使うときは、鼻呼吸の方が使いやすくなります。口呼吸から鼻呼吸へシフトするには、慣れが必要です。日中意識して鼻呼吸するようにしましょう。慣れるまでは、上下の唇の中央に医療用テープをタテに貼って口を開かないようにして寝ます。鼻呼吸になると、筋肉が鍛えられて顔つきまで変わってくるという人もいます。どちらにせよ、試してみる価値はあります。

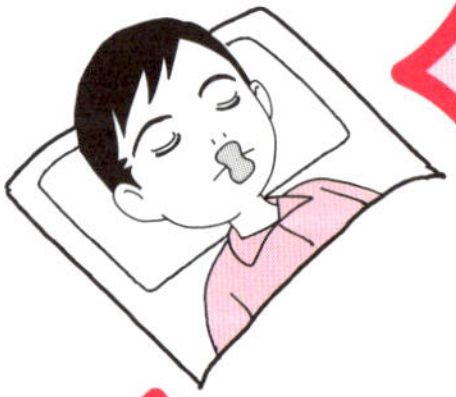

第1章

苦しいのは当たり前！寝ている間に首を絞められているような状態!?

睡眠時無呼吸症候群の患者さんが感じている睡眠中の苦しさは、実は本人にも自覚がありません。その症状のつらさや恐ろしさを説明します。

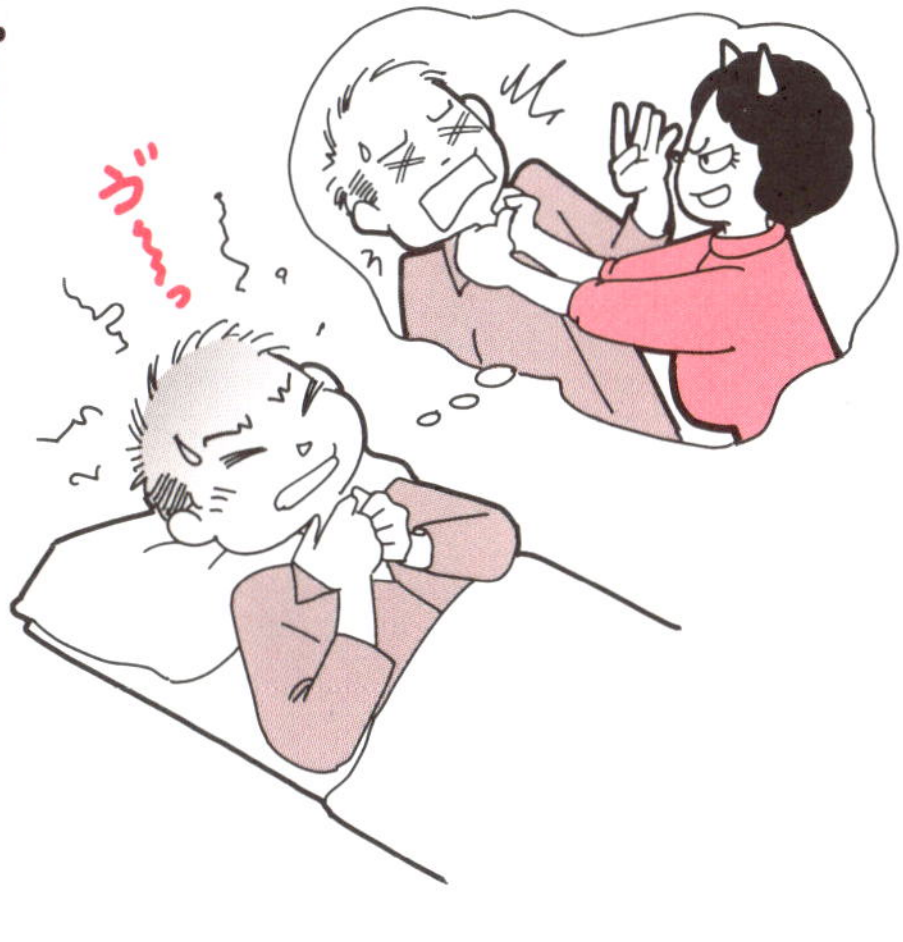

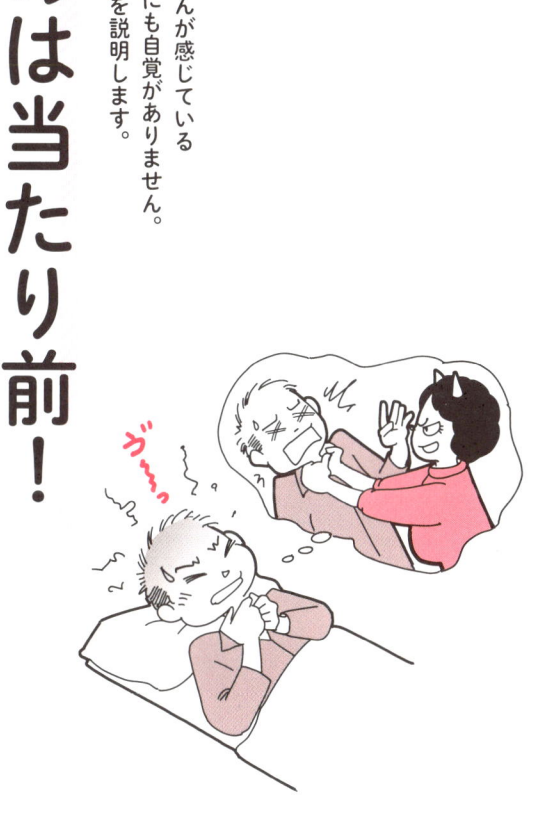

3大症状は、いびき、頭痛、眠気

睡眠時無呼吸症候群は、睡眠中にいびきや無呼吸を何度も繰り返す睡眠障害です。英語ではSAS《サス》（Sleep Apnea Syndrome）と呼びます。

特に代表的な症状は、いびき、頭痛、眠気です。**睡眠中の大きないびき**や息が止まる無呼吸の状態を一晩に何度も繰り返します。家族に指摘されて気づく患者さんが多く、一人暮らしの方は見逃しがちです。無呼吸ではない単純ないびきでも、糖尿病の発症率が高まるなど、さまざまな病気に関わっていることが明らかになっています。また、睡眠時間は足りているはずなのに、**朝起きたときの激しい頭痛**や倦怠感に襲われます。**日中の極度な眠気**は、自覚症状として一番多いものです。

ただの睡眠不足として見逃しがちですが、12ページの「クイックチェック」を行い、日中の眠気の強さを確認してみてください。

ただの睡眠不足ではない？

SASの3つのサインを見逃さないことが重要！

1 睡眠中の大きないびき

□そばにいる人が眠れないほどの異常に大きないびき
□突然息が止まって、いびきが途切れる
□いびきの音に強弱がある

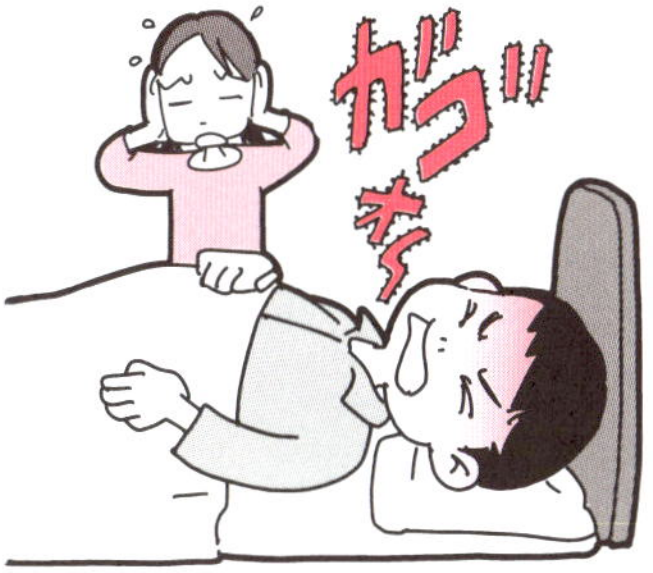

2 朝起きたときの激しい頭痛

□30分以内におさまる痛み
□頭の両側が痛む
□1カ月に15日以上起こる

3 日中の極度な眠気

□突然、仕事中に熟睡する
□運転中に居眠りをすることがある

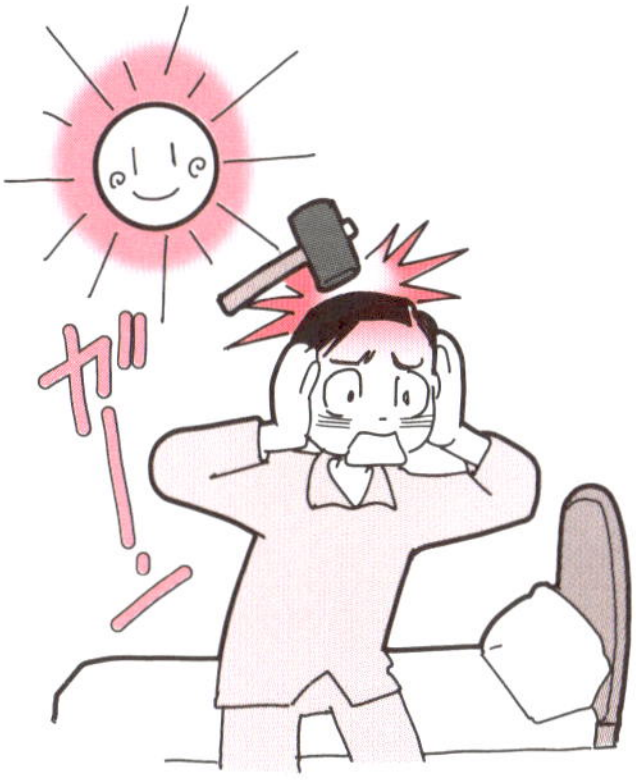

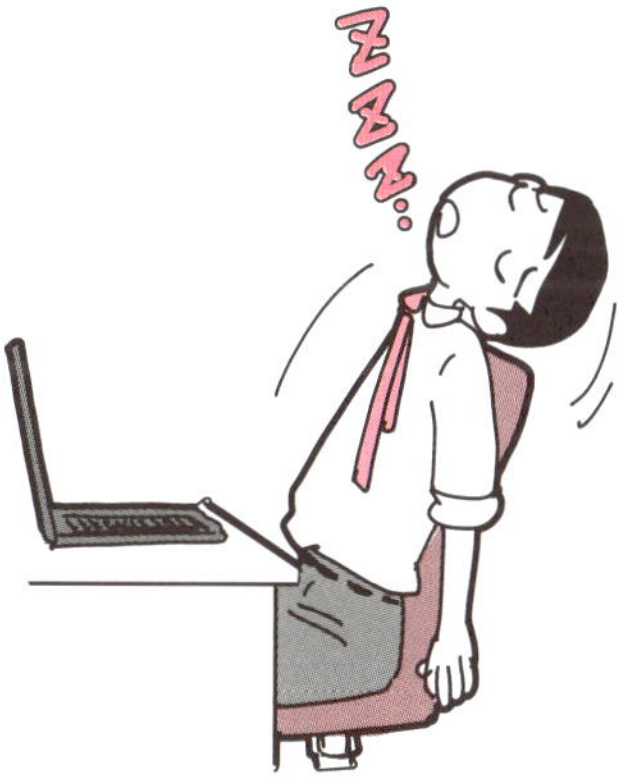

睡眠時無呼吸症候群のその他のサイン

睡眠時無呼吸症候群には、いびき以外にも睡眠中や日中にさまざまな症状があります。**睡眠中の症状**では、呼吸が止まる息苦しさから、**手足の激しい動き**でもがいたり**寝返り**を打ったり、ひどく**寝汗**をかいたりします。また、無呼吸によって脳が覚醒し、交感神経が刺激されて**頻尿**になることもあります。睡眠中の症状は本人が自覚しづらい症状であるため、専門医を受診することなく、病状が進行しがちです。

日中の症状は、無呼吸によって睡眠が分断されたことによる睡眠不足からくるものです。極度の眠気や頭痛は最たるものですが、**抑うつ状態や性的欲求の減退（ＥＤ）**などもそうです。患者自身も睡眠時無呼吸症候群が原因していると思わず、専門医以外の病院で見当違いの診断を下されて、余計に悪化するケースが多くあります。

これらの症状は、睡眠時無呼吸症候群の治療を受けることでよくなります。

注意 その他のSASサインとなる症状

睡眠中の症状

手足の激しい動き

息苦しさから、手足を激しく動かして寝返りを打ち、寝汗をかく

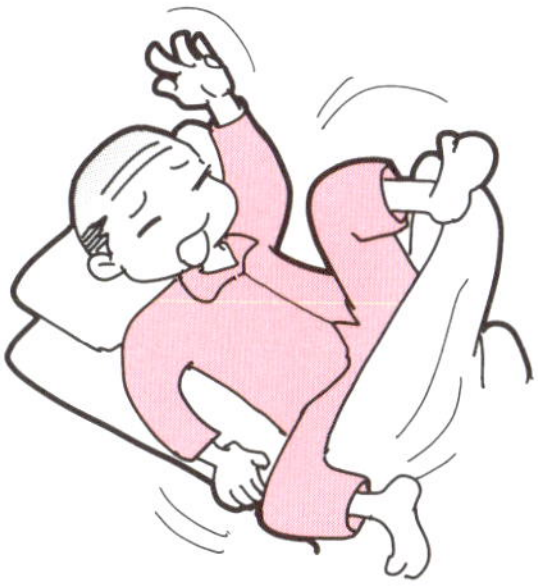

夜間の頻尿

脳が覚醒していて交感神経が刺激され、頻尿となる

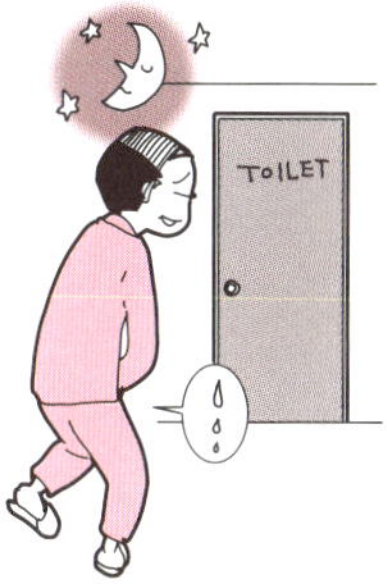

起きているときの症状

抑うつ状態

眠れないことでイライラして集中力や記憶力が低下し、抑うつ状態に陥る

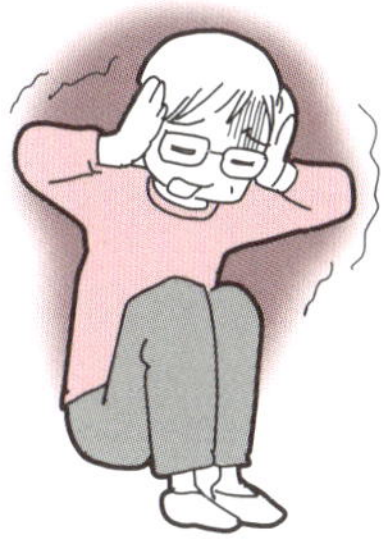

性的欲求の減退(ED)

男性の場合は、性欲の低下やインポテンツにつながることもある

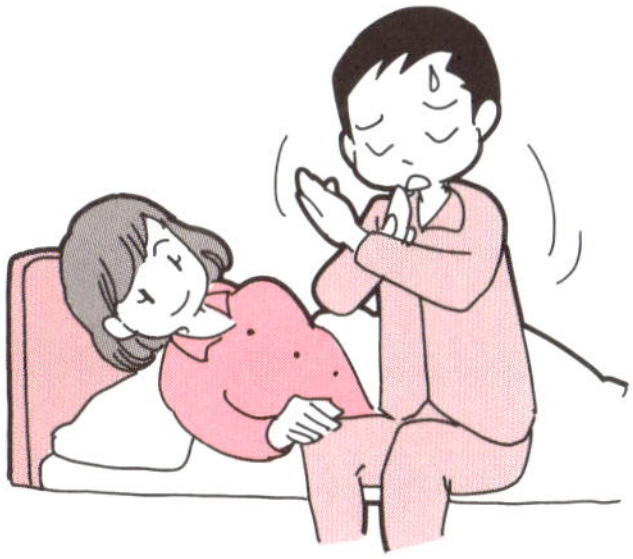

重症患者は1時間に50数回息が止まっていることも！

検査方法については第5章で詳しく紹介しますが、検査では睡眠中の無呼吸や低呼吸の回数や血液中の酸素量を示す酸素飽和度の変化を調べて、睡眠時無呼吸症候群であるかどうかを診断します。

1時間あたりの無呼吸と低呼吸を合わせた回数を「無呼吸低呼吸指数（AHI）」と呼び、この指数によって病気の重症度を分類します。通常、1時間あたりの無呼吸や低呼吸が5回以上の場合、睡眠時無呼吸症候群と診断されます。

重症の患者さんでは、1時間あたり50〜100回も無呼吸や低呼吸状態が起こっている人もいます。これは、1時間の睡眠中に50〜100秒以上息を止めている状態があるということです。重症の患者さんの中には、睡眠時間の半分以上が酸欠状態に陥っている方もいます。通常の日常生活にも多大な弊害があるはずです。

自覚がないけれども、重症の患者さんは 1時間あたり50～100回の無呼吸状態を繰り返す

起きているときに息を止めてみる

起きていて、息を10数秒間止めてみる。20秒以上になると、かなり苦しくてがまんできないレベル。

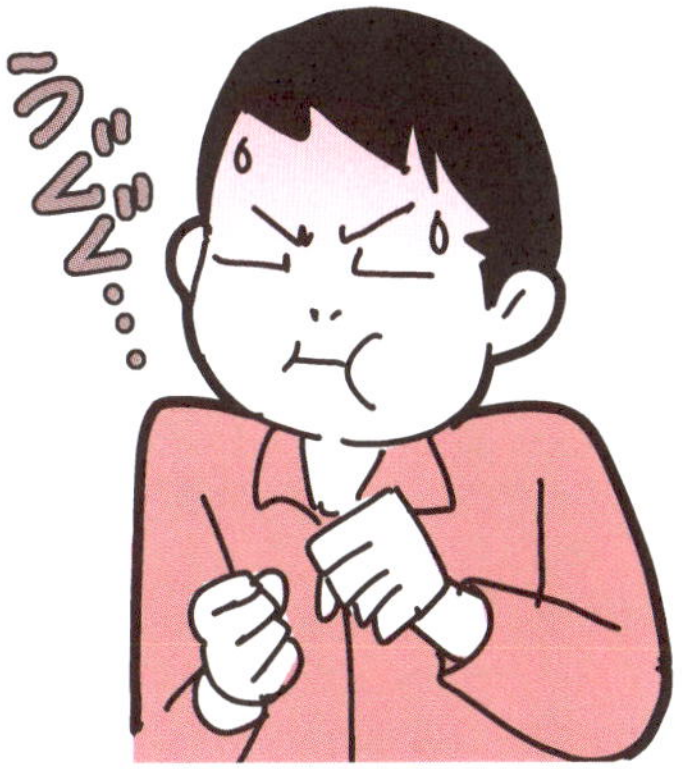

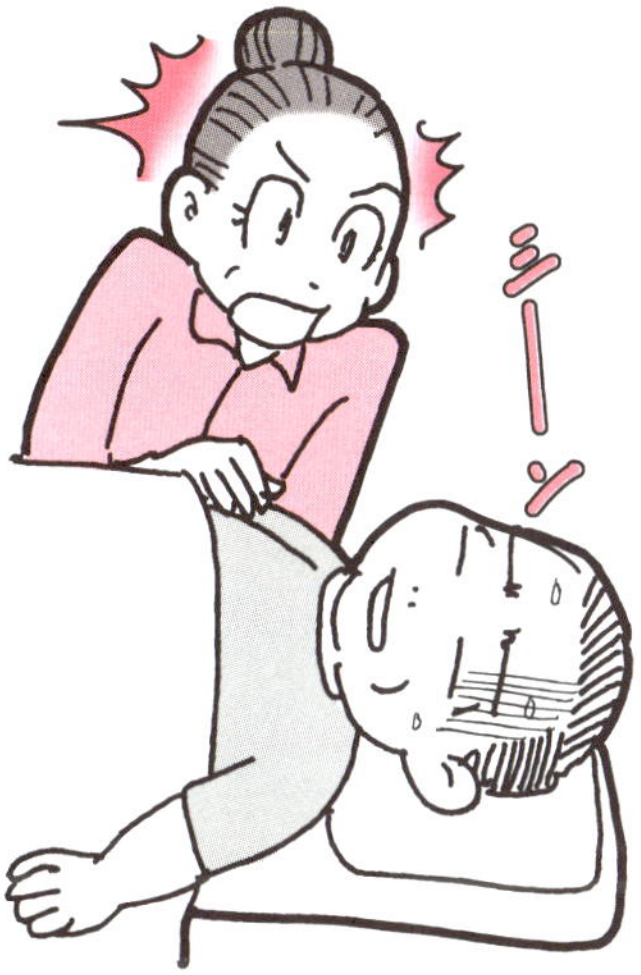

睡眠時無呼吸症候群重症患者の場合 1時間あたり 50～100回の無呼吸

睡眠中は浅い呼吸となっているので、10秒息を止めるだけでも息苦しくなる。
睡眠時無呼吸症候群の重症患者の場合は、この状態が断続的に1時間に50～100回も起こる。

しかし、睡眠中のため、息が止まっているという自覚症状はない

寝ている間に首を絞められているような状態!?

睡眠時無呼吸症候群の患者さんは、前ページのような睡眠中の息苦しさに無自覚です。人間は呼吸をしなければ生きていけません。無呼吸や低呼吸状態になると、脳や体に十分な酸素が送られなくなります。患者さんは、**毎日休息のために眠っているあいだも、深刻な呼吸困難の状態に陥っているのです**。

これでは、日中に極度な眠気や頭痛がしても当たり前です。しかし、睡眠中に自分の中で起こっていることに気づいていない人が、ほとんどです。

それは、酸素濃度の低い8000m級の山で高山病にかかっているのと同じほど息苦しい状態です。無呼吸や低呼吸状態は、よく「寝ている間に首を絞められているような状態」とか「水の中でおぼれている状態」と表現されることもあります。

こうした状態が長期間続くことで、さまざまな合併症を引き起こす原因となります。

自覚がないけれども、重症の患者さんは

毎晩深刻な呼吸困難の状態

呼吸が止まる状態が何度も繰り返す

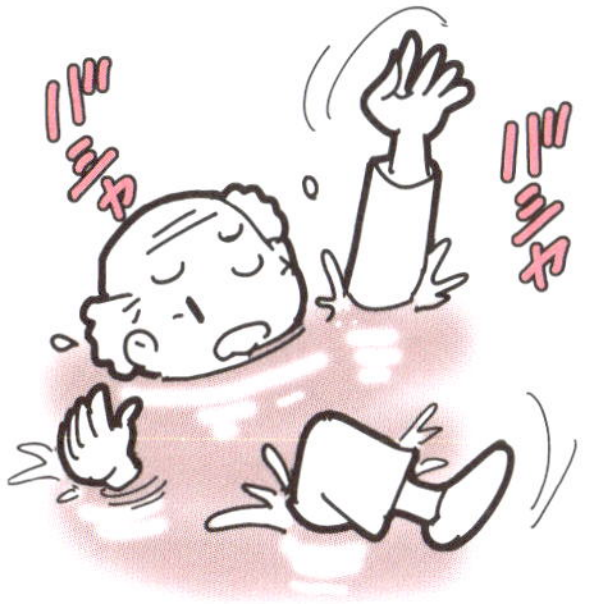

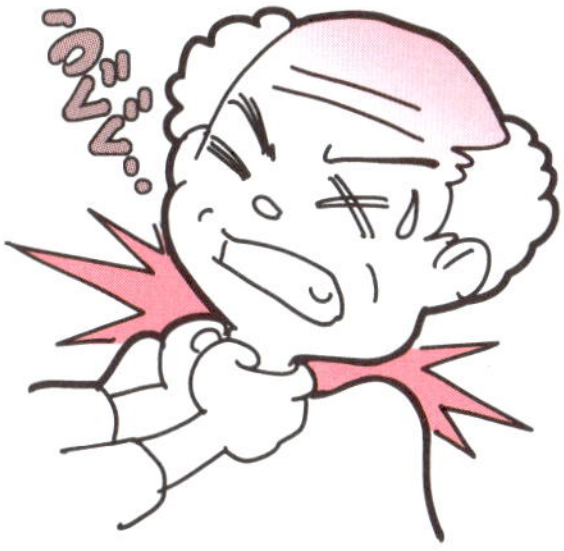

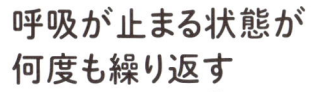

脳や体に十分な酸素が送られない！

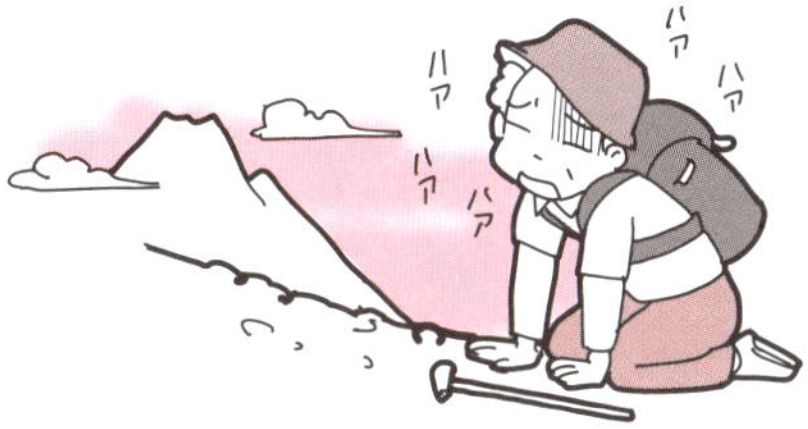

高山病にかかっているのと同じ

手足を激しく動かし、寝返りや寝汗をかくのも、この息苦しさのせいだが、原因の自覚はない。

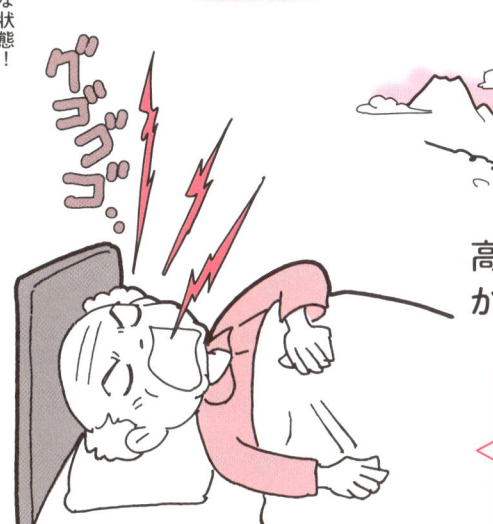

睡眠時無呼吸症候群の患者

交通事故のリスクが何倍にも！

睡眠時無呼吸症候群が、一般に知られるようになったのは、不幸なことに居眠り運転事故によるものです。

２００３年に起きた**ＪＲ山陽新幹線居眠り運転事故**では、新幹線の運転士が、時速２７０㎞の速度で26㎞にわたって約８分間居眠り運転をしていました。多くの死傷者を出した２０１２年の**関越自動車道高速バス居眠り運転事故**、２０１８年の**横浜路線バス追突事故**では、どちらの運転手も、睡眠時無呼吸症候群と診断されています。

睡眠時無呼吸症候群は、自分自身の健康を損ねるだけでなく、他人の命までも巻き込む交通事故のリスクが何倍にも上がるのです。しかし、適切に治療すれば、健康な人と同じように安全運転を続けていくことができます。そのためにも、**本人やまわりの人が病状に気づき、専門医の治療を受けることが重要**なのです。

SASが関与すると思われる

居眠り運転による主な事故

2003年	**JR山陽新幹線居眠り運転事故** 運転士は重症ＳＡＳと診断、死傷者なし
2012年	**関越自動車道高速バス居眠り運転事故** 運転士はSASと判明 乗客7人死亡、乗客乗員39人重軽傷
2018年	**横浜路線バス追突事故** 運転士はＳＡＳと診断 乗客１人死亡、４人重軽傷

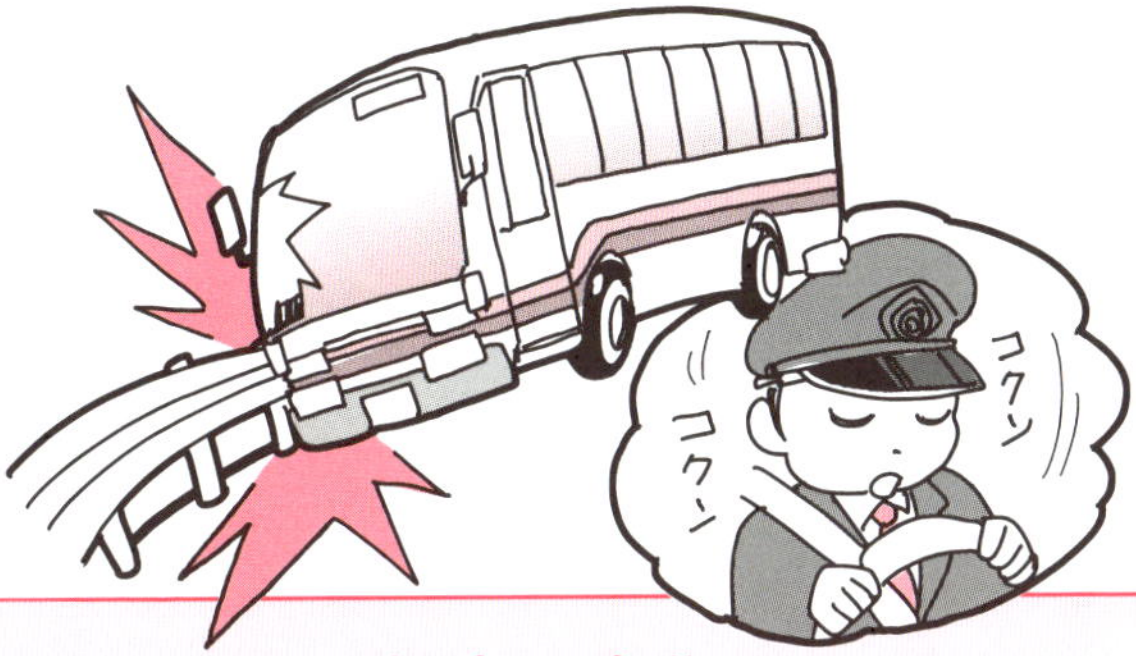

社会の変化

重大な交通事故を受け、社会全体が変わりつつあります。国土交通省は「自動車運送事業者における睡眠時無呼吸症候群対策マニュアル」を改訂し、交通運輸業界にＳＡＳ対策の必要性と事故防止対策を促しています。

業界団体でも、従業員に対してＳＡＳスクリーニング検査の助成を実施するなどの対策を行うようになりました。しかし、その他の業界では、ＳＡＳの知識普及や防止対策はまだまだ浸透していないのが現状です。

働きざかりが多くかかっている病気

睡眠時無呼吸症候群の患者数は、日本で約300万人以上いると推定されており、成人男性の数%〜30%近くを占めています。男性では、**働きざかりの40〜50歳が、全体の半数**となるほど有病率が高くなります。

この世代の男性は、自覚症状がないまま、仕事の忙しさにかまけて医療機関を受診することがなく、日中の過度な眠気も加齢による慢性疲労症状と誤解されていることが多いようです。加齢とともに症状が重症化していき、家族にいびきなどを指摘されて、しぶしぶ受診してはじめて、重症化していることが判明するというケースも少なくありません。

睡眠時無呼吸症候群を放置しておくと、居眠り運転などの重大な交通事故だけに限らず、判断力や集中力が低下し、仕事や家庭のトラブルにつながる場合もあります。また、重症の方は、健康な人に比べると生存率が著しく下がるという研究結果もあります。

SASは、経済や産業、社会に及ぼす影響も大きい

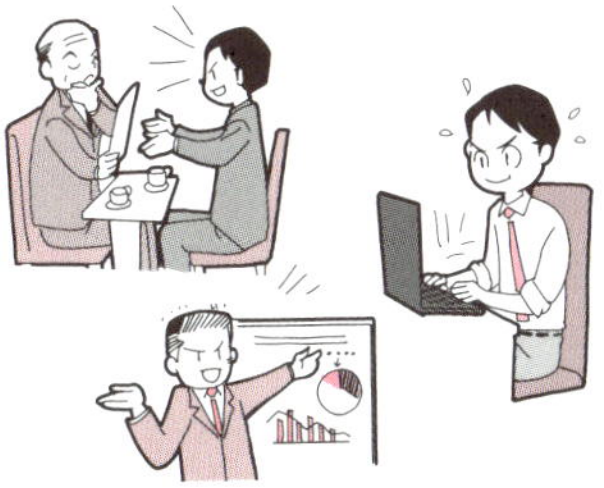

SASによる過度の眠気がミスを誘発

↓

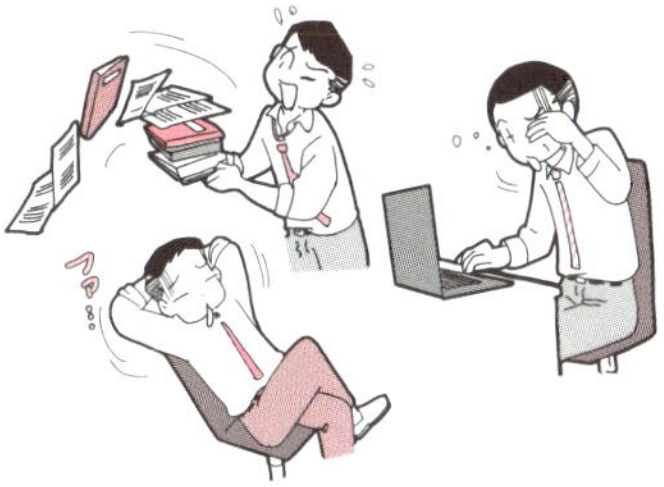

↓

労働効率の低下
業務パフォーマンスへの悪影響

↓

医療費の増加

人命に直接かかわる業界でなくても、働きざかり世代のSASが社会に与える影響は大きい

突然死の原因にもなる可能性が高い！

働きざかりの男性が、朝起きてこないので、家族が見に行くと、ベッドの中で息絶えていた。就寝中の突然死（Sudden Cardiac Death）といわれるものですが、原因は何であるかはわかりませんが、突然心臓が止まってしまったため、死因は心不全や急性心筋梗塞とされます。しかし、亡くなった人には重症の持病があった訳ではありません。

最近の研究で、こうした**働きざかりの原因不明の突然死には、かなりの確率で睡眠時無呼吸症候群が関わっている**のではないかといわれています。それまでは、この病気の存在自体が、一般はもちろん医療者にも知られていませんでした。

いまでは睡眠時無呼吸症候群が心臓に大きな負担をかけていることから、心筋梗塞を引き起こして、突然死に至ったケースが多いと考えられています。突然死を防ぐためにも、思いあたる症状があれば、専門医の検査を受けて早期に治療を受けることが望まれます。

前兆のない睡眠中の突然死

SＡＳの場合、骨格的な要因も大きいので、家族や親戚に突然死で亡くなった人がいたら要注意！

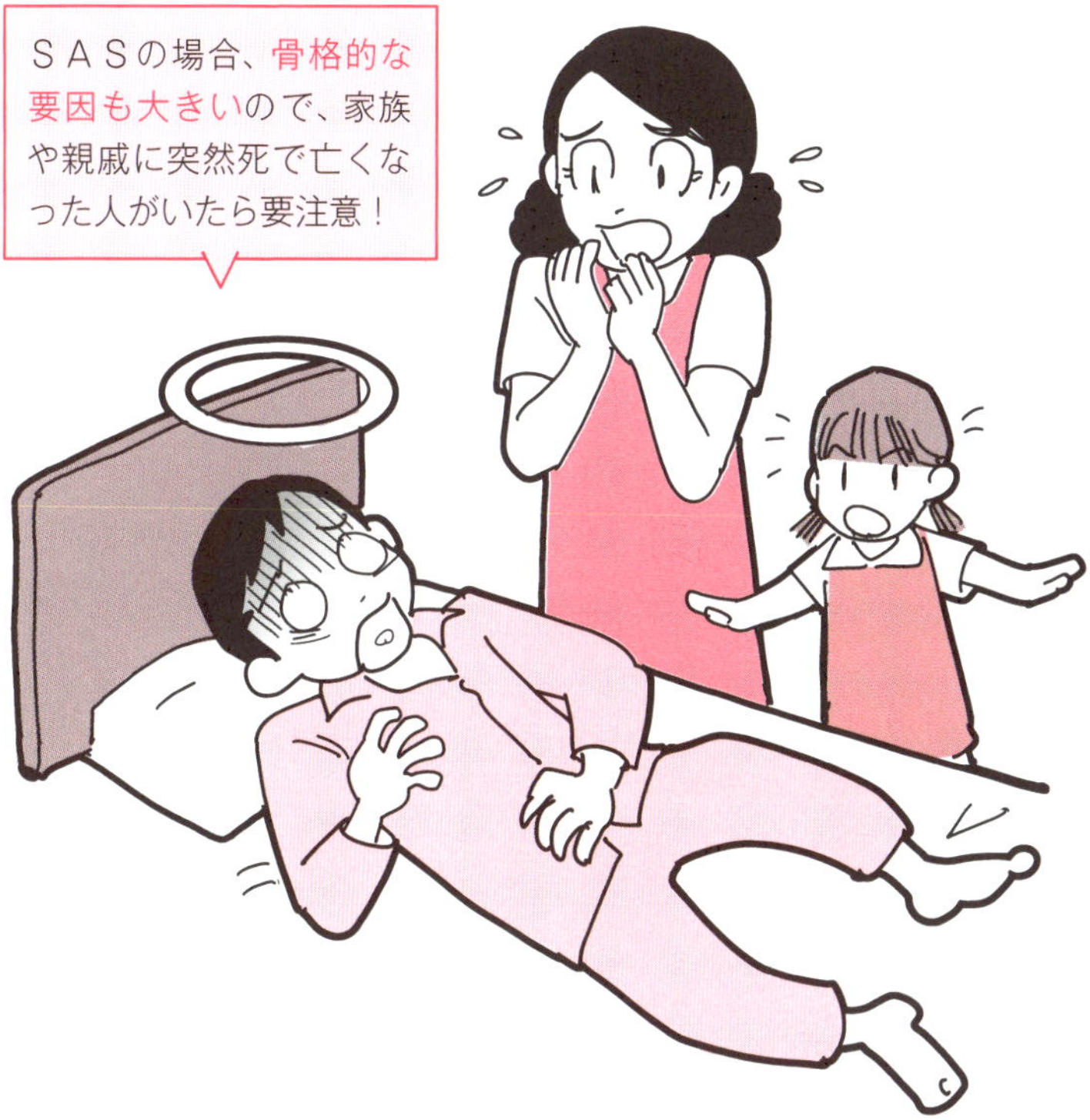

睡眠時無呼吸症候群による
心疾患（不整脈、狭心症、心筋梗塞、心不全など）から、

突然死へ至る可能性が高い！

睡眠時無呼吸症候群は万病のもと！

睡眠時無呼吸症候群は、肥満の中年男性がなりやすい病気だと長年信じられてきましたが、実は**年齢や性別を問わず、誰にでも起こりうる病気**です。さらに、睡眠時無呼吸症候群が原因となって、**合併症としてさまざまな病気を引き起こしたり悪化させたりする**ことが研究によって知られています。子どもでは、発育障害、注意欠如・多動性障害など。大人では、生活習慣病、突然死、うつ病、脳梗塞、心筋梗塞、認知症などです。

「寝る子は育つ」「睡眠に勝る薬なし」ということわざ通り、質のよい睡眠は心身を守る防御システムです。逆の意味では**「睡眠時無呼吸症候群は、万病のもと」**ともいえます。この病気は、誰にでも起こりうるものであり、深刻な合併症を引き起こす病気だということを理解していただければと思います。第４章では、睡眠時無呼吸症候群が引き起こす主な合併症についてご説明します。

SASは年齢性別を問わずさまざまな病気を引き起こす

深い関連がわかってきた病気群

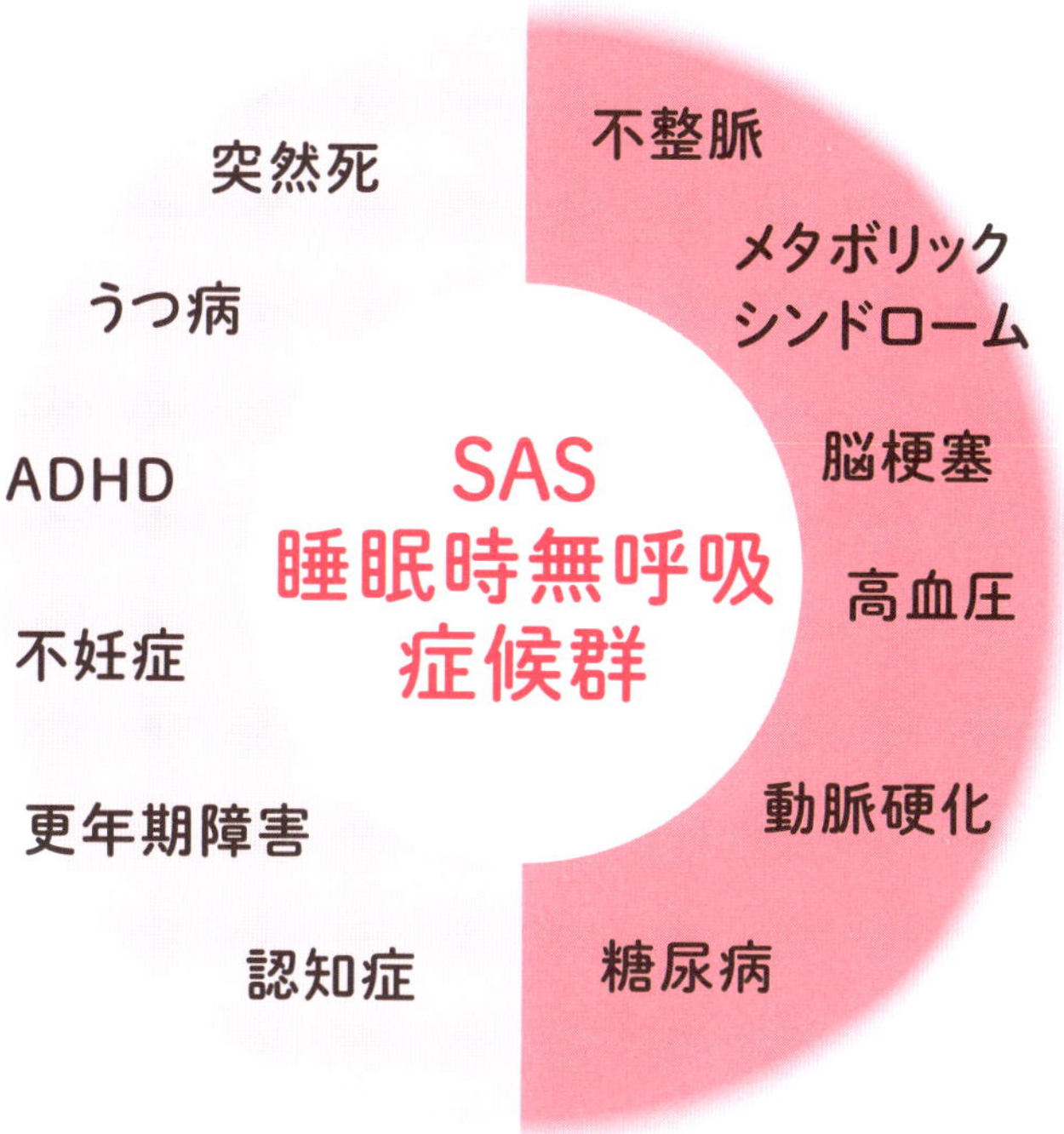

↓

第4章

睡眠時無呼吸症候群は、
多くの病気の「もと」になっている！

COLUMN 2

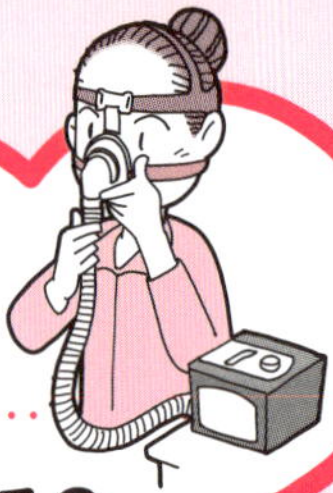

治療しなければどうなる?

スリーマイル島原子力発電所事故やチェルノブイリ原子力発電所事故は、作業員の睡眠不足によるヒューマンエラーが、要因のひとつといわれています。重大な事故と比較すると、自分のいびきや睡眠不足なんてたいしたことないと思いがちかもしれません。でも、呼吸と睡眠に障害が起こる睡眠時無呼吸症候群があると、毎晩自分自身の体にとてつもないダメージを与えているということです。治療しないで重症化すればするほど、脳や臓器に悪影響を及ぼします。中等症以上を治療しないで放置すると8年後の生存率が約6割という報告もあります。ほかの深刻な疾患と違って目に見えにくい症状ですが、治療をすることで将来の健康を維持できるのです。

第2章

太っている人は氷山の一角！
多くの人が潜在患者の可能性！

睡眠時無呼吸症候群になりやすいといわれている肥満の中年男性患者は氷山の一角です。病気であることに気づかず、診察や治療を受けていない潜在的な患者数がかなりあると推定されています。

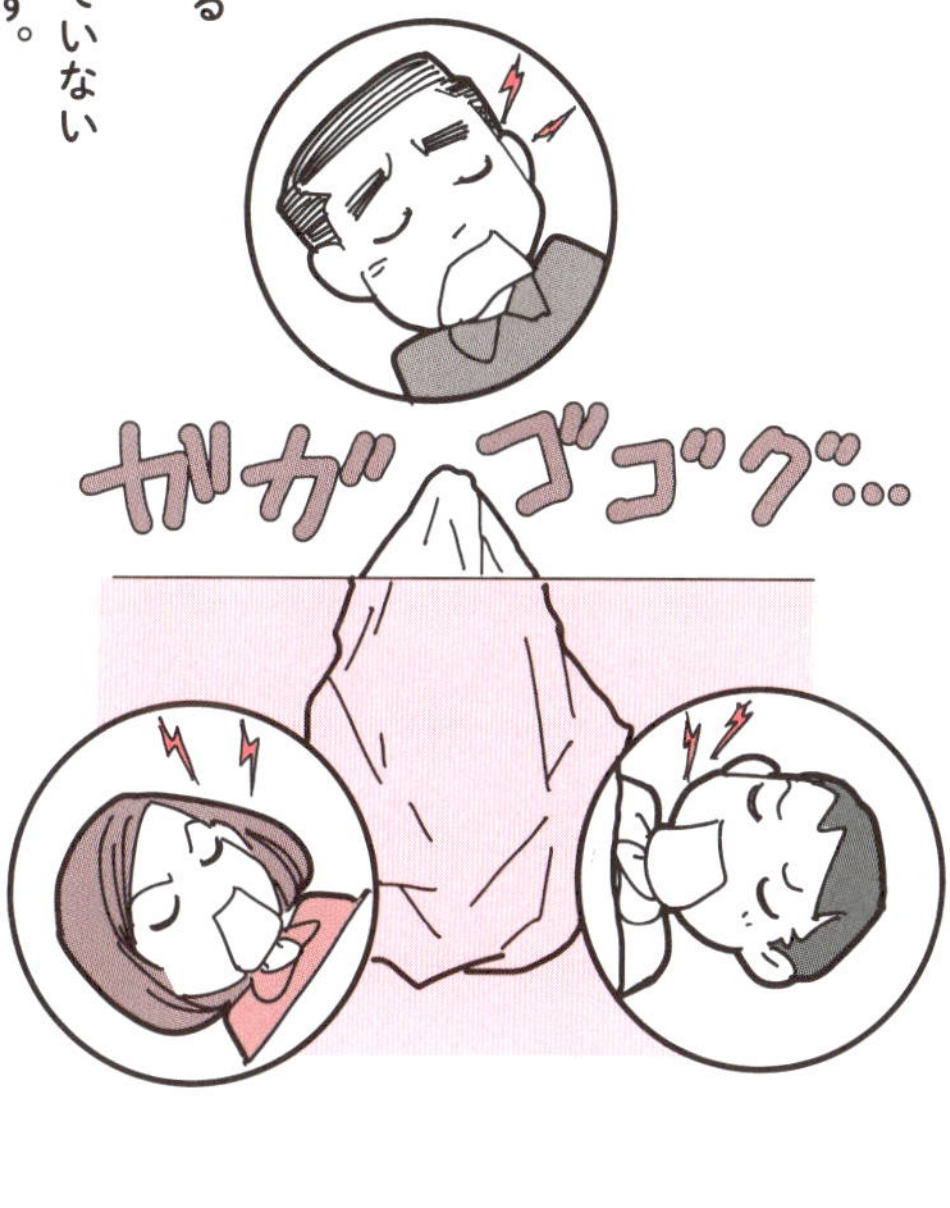

睡眠時無呼吸症候群とは？

睡眠時無呼吸症候群（SAS）は、眠っている間に、空気の通り道である気道が何らかの理由でふさがってしまい、呼吸が止まってしまう病気です。

呼吸が止まって（無呼吸）しばらくすると、苦しくなって目が覚める（中途覚醒）というサイクルを、一晩のうちに何度も繰り返します。このため、**息ができない「呼吸障害」と、良質な睡眠がとれない「睡眠障害」という2つの症状**をあわせ持っています。呼吸が止まる回数が多くなればなるほど、SASは重症化していきます。

正常時の呼吸は、「体内換気システム」として、体に必要な酸素を取り込み、不要な二酸化炭素を排出します。SASになると、眠っている間に、酸素が脳や血液にいきわたらず、さまざまな重大な合併症を引き起こします。

睡眠と呼吸という、人間が生きるうえで欠かせない機能が脅かされる深刻な病気です。

睡眠時無呼吸症候群 悪のサイクル!

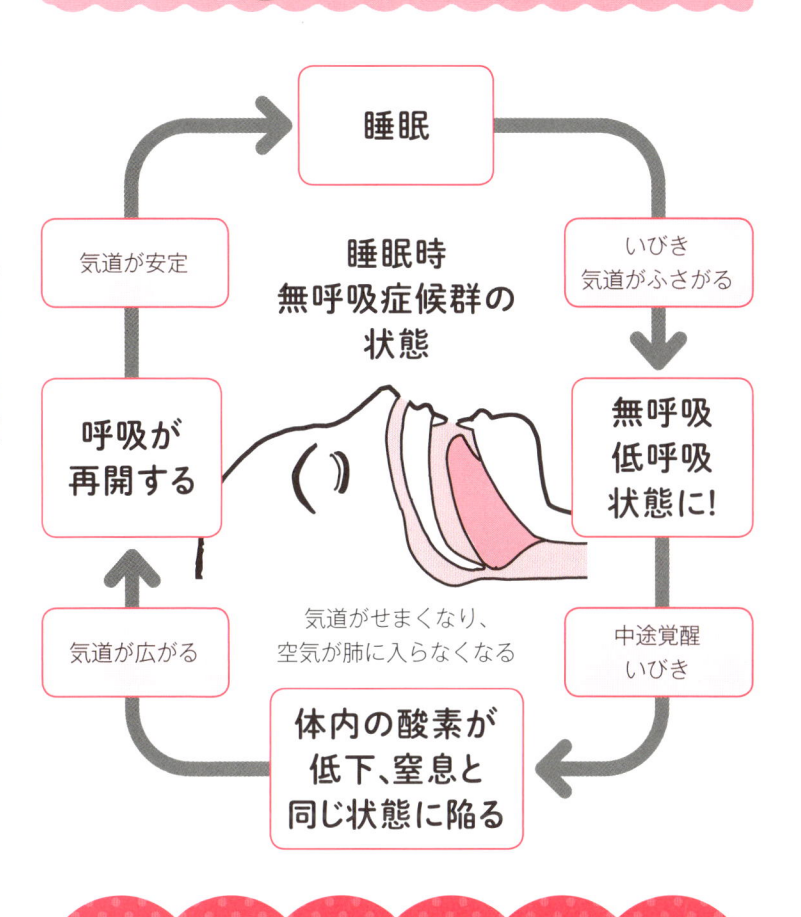

睡眠

いびき
気道がふさがる

無呼吸
低呼吸
状態に!

中途覚醒
いびき

体内の酸素が
低下、窒息と
同じ状態に陥る

気道が広がる

呼吸が
再開する

気道が安定

睡眠時
無呼吸症候群の
状態

気道がせまくなり、
空気が肺に入らなくなる

**このサイクルを一晩に何度も繰り返すのが
睡眠時無呼吸症候群の症状です**

無呼吸と低呼吸が1時間に5回以上でSASと診断

睡眠時無呼吸症候群（ＳＡＳ）であるかどうかは、睡眠中に「無呼吸」または「低呼吸」の状態があるかどうかで診断します。

「無呼吸」とは、10秒以上呼吸が止まっている状態です。1時間に「無呼吸」状態が起きる回数を**「無呼吸指数（ＡＩ）」**と呼びます。

「無呼吸」ではないけれど、**息を吸う深さが浅い呼吸状態を「低呼吸」**といいます。1時間あたりの呼吸が50％以下に低下する回数を**「低呼吸指数（ＨＩ）」**と呼びます。

睡眠時無呼吸症候群の検査では、1時間に「無呼吸指数」と「低呼吸指数」が起きた回数の合計を**「無呼吸低呼吸指数（ＡＨＩ）」**として、診断基準にします。**「無呼吸低呼吸指数」が1時間あたり5回以上、あるいは1晩（7時間以上）に30回以上ある場合には、**ＳＡＳと診断されます。

無呼吸と低呼吸の回数でSASを判断する

無呼吸指数(AI)

Apnea Index

10秒以上、完全に呼吸が止まっている状態

低呼吸指数(HI)

Hypopnea Index

完全に呼吸は止まっていないが、半分以下の呼吸状態

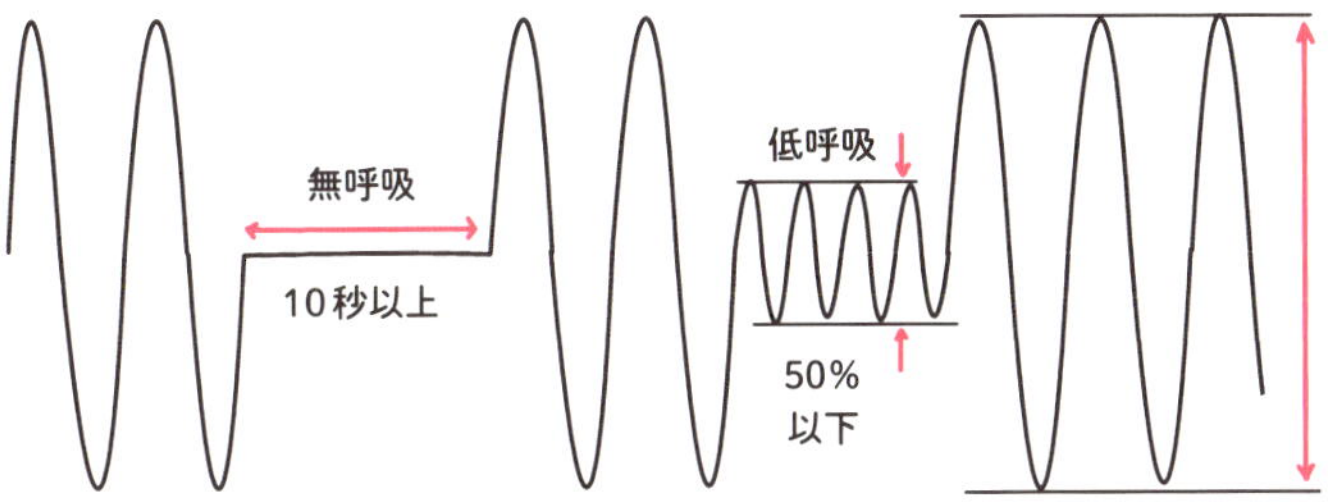

SAS症状と無呼吸低呼吸指数(1時間あたり)

症　状	無呼吸低呼吸
正　常	5回未満
軽　症	5回以上～15回未満
中等症	15回以上～30回未満
重　症	30回以上～

診断では、無呼吸低呼吸指数だけでなく、自覚症状やさまざまな検査データも含めて、総合的に重症度を判断します

閉塞性、中枢性、混合性の3つのタイプがある

睡眠時無呼吸症候群（SAS）は、その原因から大きく3タイプに分けられます。

①**閉塞性睡眠時無呼吸症候群（OSAS）**は、首やのどまわりの脂肪、扁桃肥大《へんとうひだい》、小さなあご、舌のつけ根などが、気道をせまくする原因となって呼吸ができなくなります。SASの中でもっとも多いタイプで、いびきや日中の眠気が典型的な症状です。

②**中枢性睡眠時無呼吸症候群（CSAS）**は、脳の呼吸をつかさどる中枢が異常を起こして呼吸の指令を出さなくなることから呼吸が止まります。気道はふさがっていないので、いびきの症状はありません。原因となる病気の治療が必要となります。中枢性の一種として、**チェーンストーク呼吸（日中にも呼吸が止まる）**などもあります。

③**混合性睡眠時無呼吸症候群（MSAS）**は、閉塞性と中枢性の両方が混ざったタイプです。本書では、主にもっとも患者数の多いOSASについて説明します。

どのタイプかは、専門医による検査でわかります

SASの3つのタイプ

① 気道がふさがる

閉塞性睡眠時無呼吸症候群(OSAS)

特　徴	睡眠中に気道がふさがって、無呼吸や低呼吸状態になる
原　因	首やのどまわりの脂肪、アデノイド肥大、小さなあご、舌のつけ根、鼻炎、鼻づまり、軟口蓋など
症　状	いびき、日中の眠気、集中力の低下、高血圧などの合併症

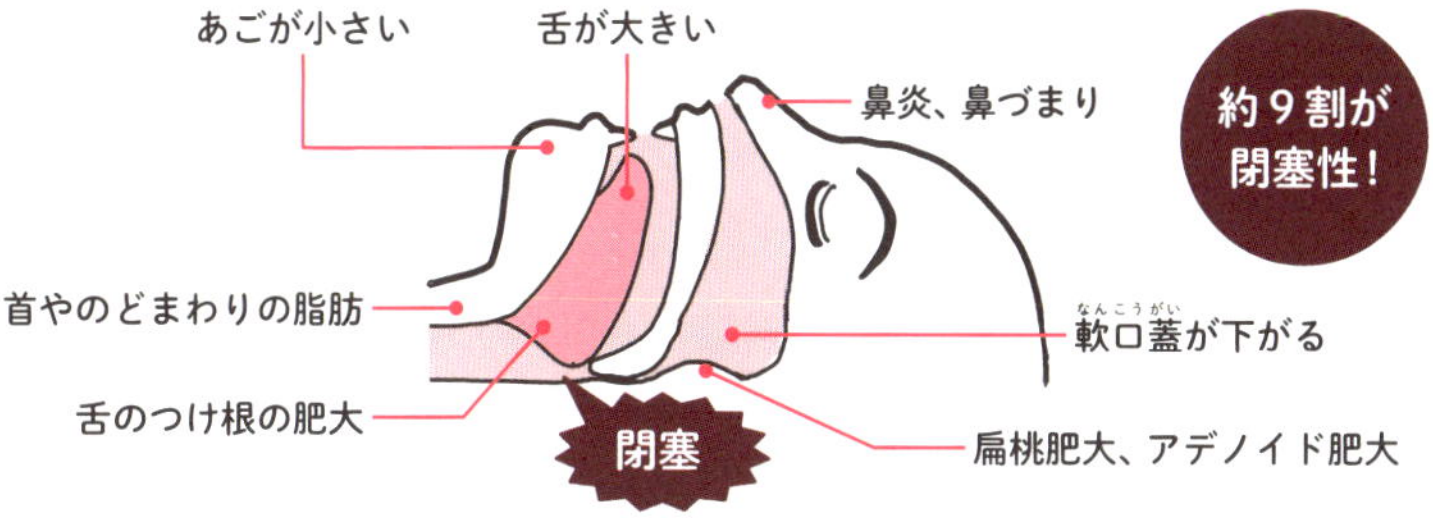

② 脳が異常を起こす

中枢性睡眠時無呼吸症候群(CSAS)

特　徴	脳から睡眠中の呼吸指令がなくなることで呼吸が止まる
原　因	脳の呼吸中枢の機能障害
症　状	いびきが生じない

※心不全や脳卒中を起こしたことのある人にあらわれやすい
※チェーンストーク呼吸も、中枢性の一種

③ 閉塞性と中枢性のミックス

混合性睡眠時無呼吸症候群(MSAS)

特　徴	中枢性ではじまり、後半に閉塞性へ移行して呼吸が止まる
原　因	閉塞性と中枢性の両方の要因が複合的に認められる
症　状	閉塞性と同じ

※閉塞性の一種として分類することもある

日本の人口の約4%がSAS潜在患者

睡眠時無呼吸症候群（SAS）は、21世紀の現代病といわれ、**日本のSASの潜在患者数は、約400〜500万人と推定**されています。これは、日本の人口の約4％にあたります。しかし、SASの効果的な治療方法であるCPAP（第6章参照）治療者数は、約40万人程度に過ぎません。気になる睡眠症状や呼吸症状はあるけれども、専門医療機関で診断や治療をしていない方、診断されたけれども面倒でCPAP治療をしていない方というのもかなりの確率でいるはずです。

中年男性のSAS患者さんの場合は、一緒に暮らしている家族がいびきや睡眠不足の症状に気づいて、専門医療機関へ連れてくるというケースが多くあります。しかし中高年や高齢者の単身者世帯が増加している昨今の状況を考えると、**症状に気づかないで悪化させていくSAS潜在患者はますます増えていく**と思われます。

SASは21世紀の現代病！

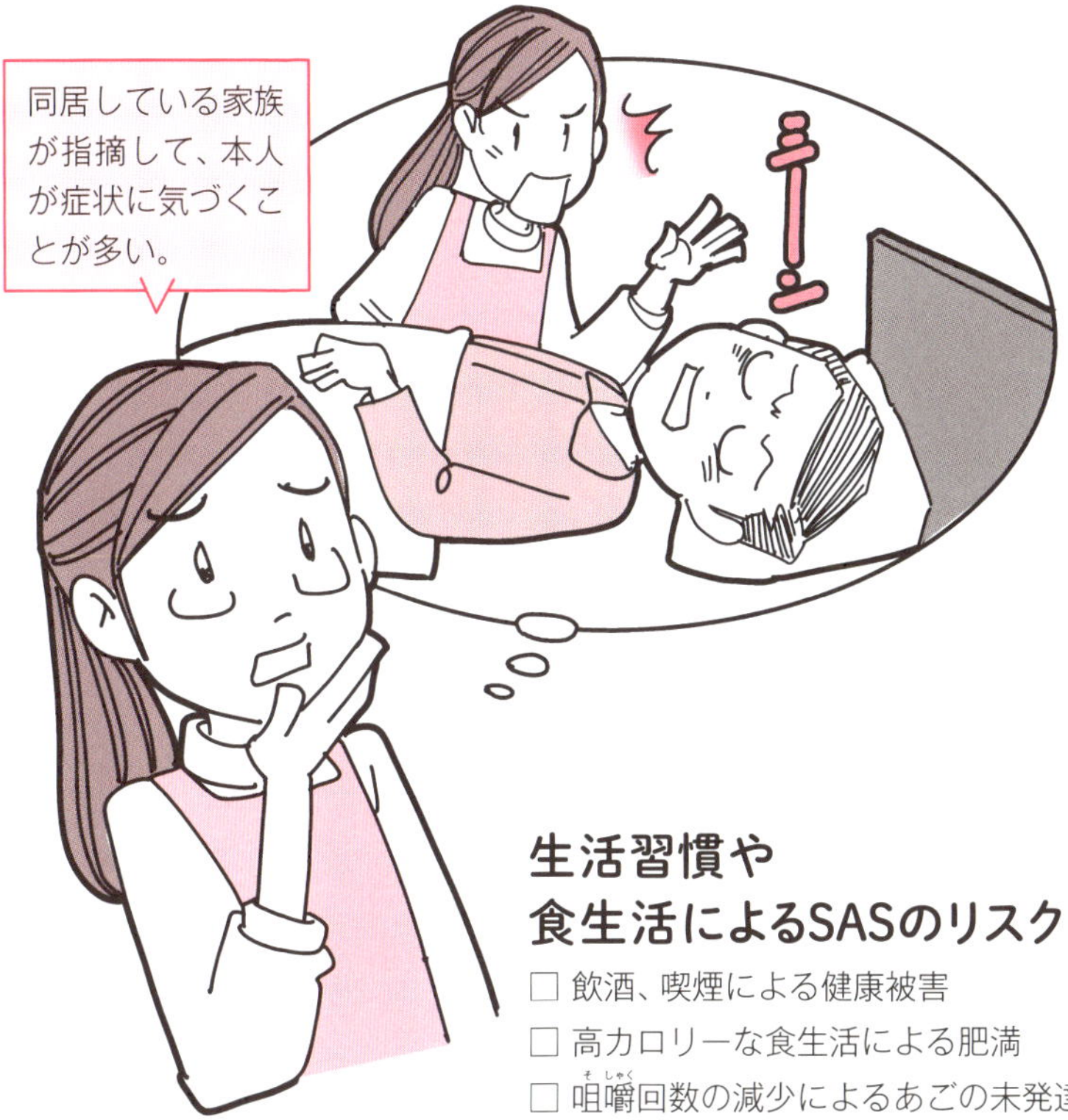
同居している家族が指摘して、本人が症状に気づくことが多い。

生活習慣や食生活によるSASのリスク！

- □ 飲酒、喫煙による健康被害
- □ 高カロリーな食生活による肥満
- □ 咀《そ》嚼《しゃく》回数の減少によるあごの未発達

SASの症状を自覚するためには？

- ●人間ドックで睡眠時無呼吸検査のオプションを受診する
- ●スマートウォッチやスマホのアプリで睡眠の質をチェックする
- ●いびき以外のSASのサインを知る（20ページ）

日本人はSASになりやすい？

日本人と欧米人とでは、睡眠時無呼吸症候群（SAS）になる外見的な要因が異なります。欧米人のSASの第一要因は、肥満です。日本人の場合は、欧米人ほど肥満の人は多くない割にSAS患者数が多く、ある統計では、**日本人のSAS患者数の約30%は非肥満（標準型、やせ型）である**という報告もあります。

日本人がSASになりやすいのは、**骨格的な外見の特徴が一因**だと考えられています。肥満によって気道がふさがれるほか、**①短く太い首 ②下あごの未発達 ③鼻が平べったくて口呼吸が多い**という、アジア系特有の骨格的な3つの特徴があげられます。また、生まれつき舌の位置が高く奥にあり、口を開けてのどの奥が見えない人も、SASになる可能性が高まります。こうした骨格的な要因は、遺伝的に受け継がれるので、やせ型でも両親や祖父母にSAS患者やいびきをかく人がいたら要注意です。

標準体型、やせ型でもSASになる!

日本人のSAS患者の外見的特徴

太く短い首（肥満）	小さいあご	平べったい鼻
太っている、首が太く短い	あごが小さい、引っ込んでいる	鼻が平べったく、口呼吸が多い

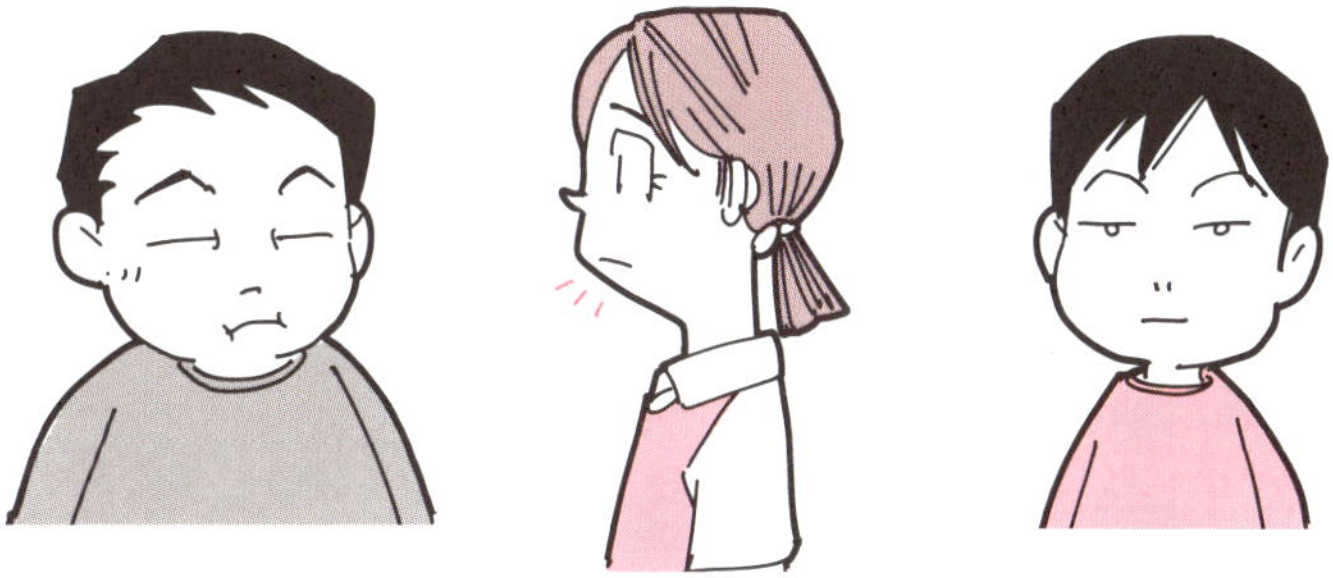

顔、あご、鼻の形や骨格、首まわりが、
気道の圧迫を起こしやすくする

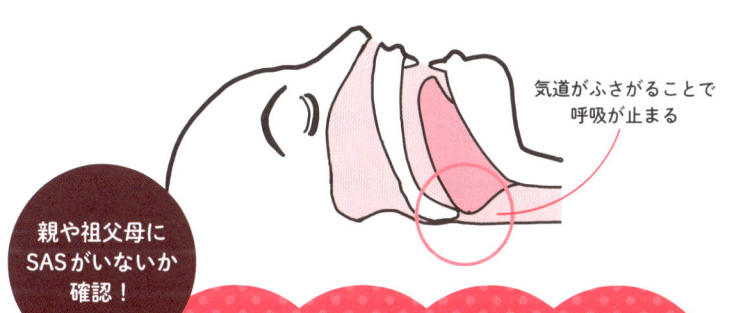

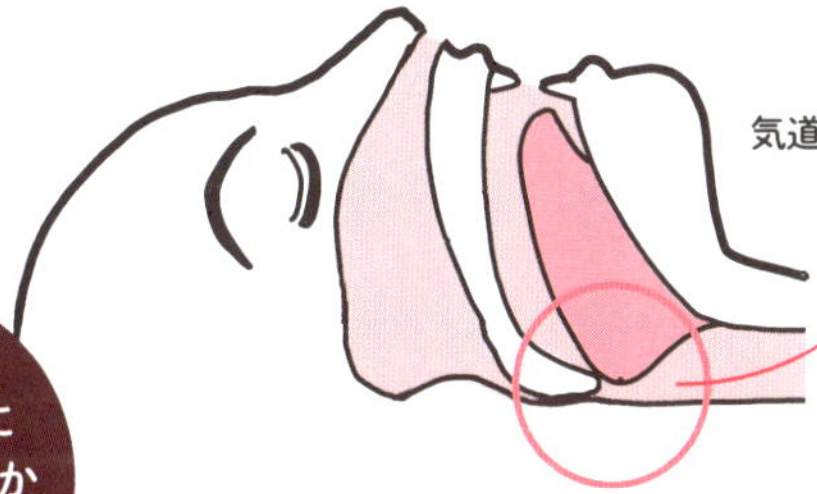

親や祖父母にSASがいないか確認！

骨格的な条件は変えられないが、適正な体重維持や生活習慣を変えることでSASを予防しよう!

女性、子ども、高齢者にもSASの可能性

高カロリーでやわらかいものばかりを食べる現代の食生活は、体型やあごの骨格を変化させ、睡眠時無呼吸症候群（SAS）を誘発しやすい環境を生み出しています。44ページでご紹介したように、日本人は骨格的にSASになりやすい下地があり、**やせ型や標準型の体型の方でも安心してはいられません**。

さらに食生活の変化による肥満や骨格の変化がプラスされ、SAS患者が多い中高年男性だけではなく、女性、高齢者、子どもも、SASを誘発しやすい環境となっています。

女性は、女性ホルモンの分泌が低下する更年期以降（100ページ）SASが発生することがあります。**高齢者**は、加齢による筋力の低下で、睡眠中に気道がふさがりやすい状態になり、SASが認知症（94ページ）の悪化につながることがわかっています。**子ども**では、扁桃腺肥大（92ページ）などからSASになることがあります。

実は気づいていないだけで SASは誰にでも起こる

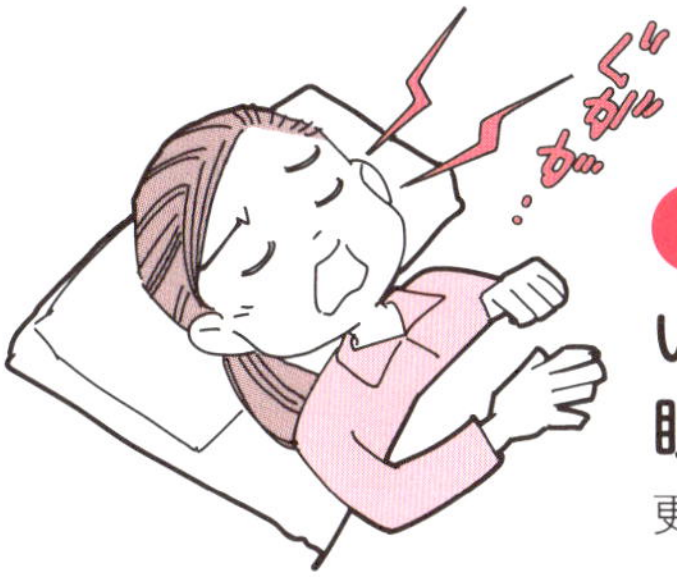

女性

いびき、不眠、過度の眠気、抗うつ、など

更年期障害とまちがえやすい

子ども

いびき、あごの未発達、扁桃腺の肥大、アデノイド、アレルギー性鼻炎、など

発育不良もひとつのサイン

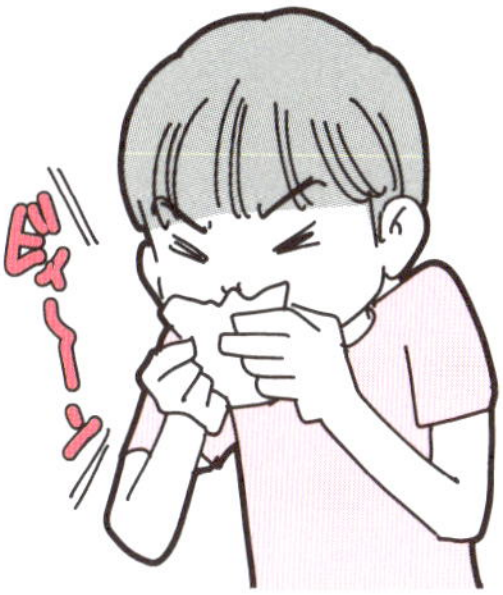

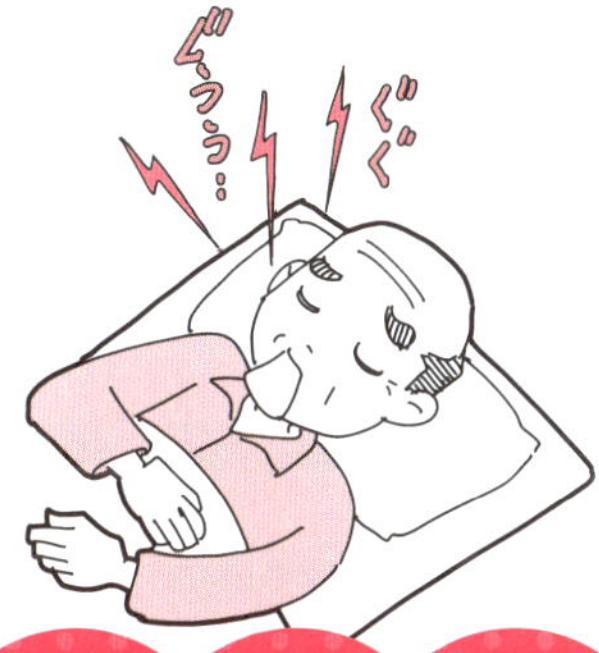

高齢者

いびき、飲酒、高血圧、ドライマウス、抑うつ、など

シニアのいびきは万病のもと

いびき以外にもサインはあるが、いびきはSASのひとつのバロメーター

早期発見が鍵を握る！

長い間、睡眠時無呼吸症候群（ＳＡＳ）の特徴は、「いびき、日中の眠気、肥満」といわれていたため、メタボリックシンドロームの中高年の持病のように思われているのが現状です。もちろん、現在治療を受けている患者数は中高年の男性がもっとも多いのですが、それは氷山の一角。中には、昼間の眠気を感じない人、太っていない人、高齢者、女性、子どもの患者もいます。実は気づいていないために診断されていないだけで、**あらゆる世代の男女に、潜在的なＳＡＳ患者が存在**しているはずなのです。

また、睡眠医学の専門医や専門医療機関が、圧倒的に少ないことも課題のひとつです。

生活習慣や、うつ病、更年期障害などのさまざまな病気の発症や悪化にＳＡＳが関係しています。**ＳＡＳは、心身の健康に大きな関わりのある病気**です。そして、**早期発見による早期治療が、病状の進行を食い止めてくれる唯一の手段**なのです。

SASは、夜何度も目が覚めるから
昼眠くなるだけの
カンタンな病気ではない！

↓

生きるうえで欠かせない
睡眠と呼吸が脅かされる深刻な病気

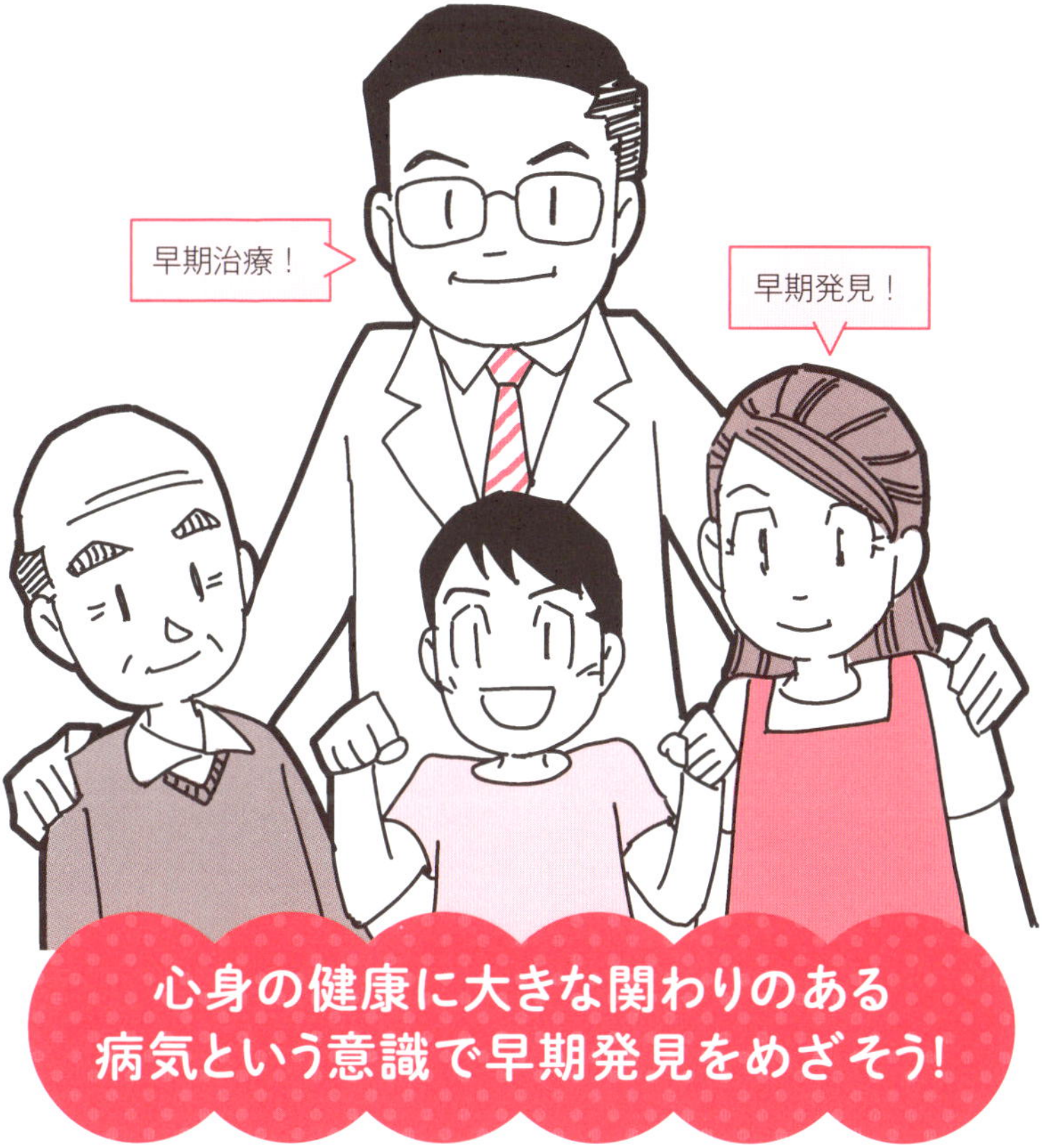

心身の健康に大きな関わりのある
病気という意識で早期発見をめざそう！

COLUMN 3

マウスピースの手入れ

治療のひとつであるマウスピースは、歯科と連携して睡眠時無呼吸症候群のための特別な構造のものを作成します。できあがるまでに１～３週間ほどかかりますが、その後も調整や点検が必要です。毎晩使うマウスピースにも、歯と同様、歯石やプラーク（歯垢《しこう》）が付着します。毎朝外したら義歯専用の歯ブラシで掃除します。歯みがきは研磨剤が入っているので使わないでください。マウスピースに傷がつきます。歯ブラシのほかに、義歯専用洗剤や超音波洗浄機を使って洗浄すると、歯石がきれいにとれます。マウスピースは、掃除しないで放置しておくと、口腔環境の悪化にもつながります。使ったら手入れすることを習慣化しましょう。

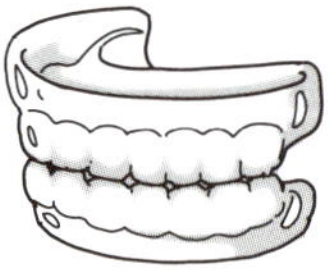

第3章

睡眠時無呼吸症候群の疑問に答えます！

睡眠時無呼吸症候群は、その深刻さがまだ広く一般に理解されていない病気といえます。よくある質問をＱ＆Ａのクイズ方式で紹介します。

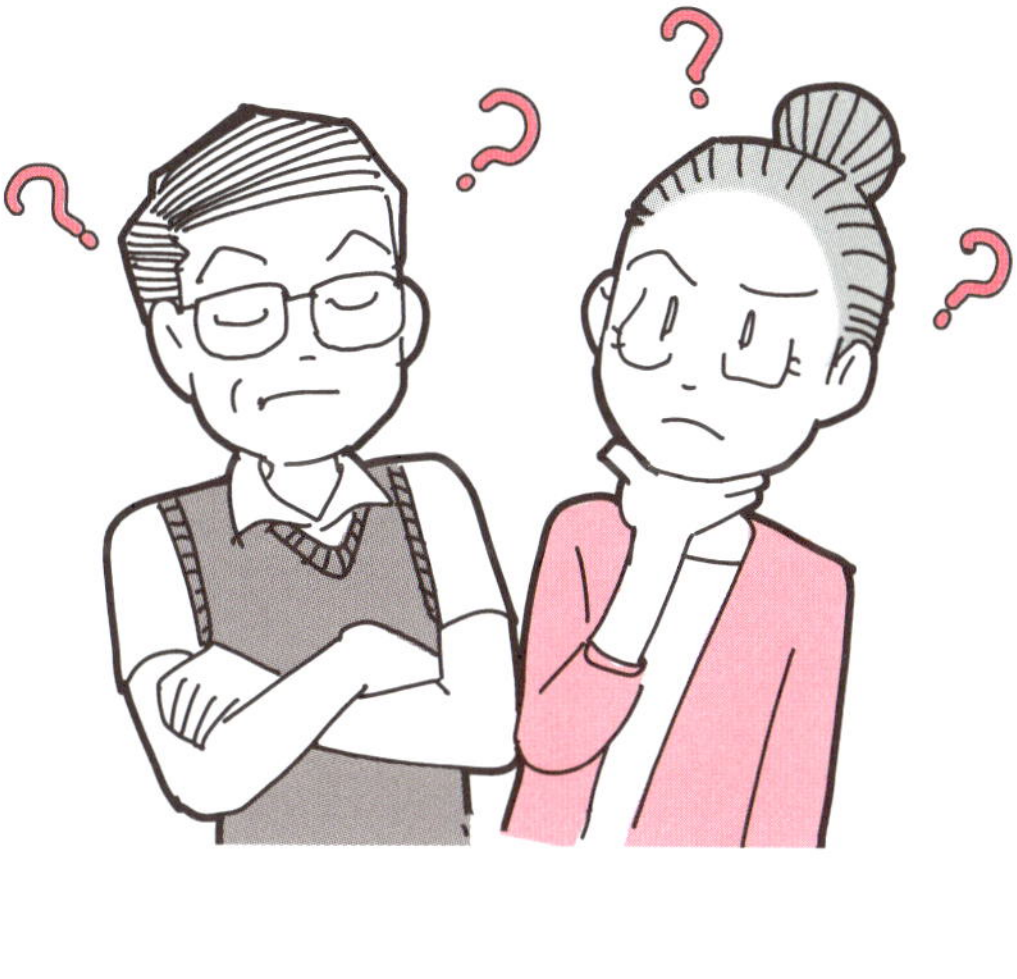

睡眠時無呼吸症候群（ＳＡＳ）は、患者さんの自覚症状がないだけに、まわりの人も深刻な病気だとは考えづらいようです。しかし、病院に来てはじめて、重症ＳＡＳであると判明する患者さんも少なくありません。ここではよくある質問をクイズ形式でご紹介して、ＳＡＳに関する疑問にお答えします。

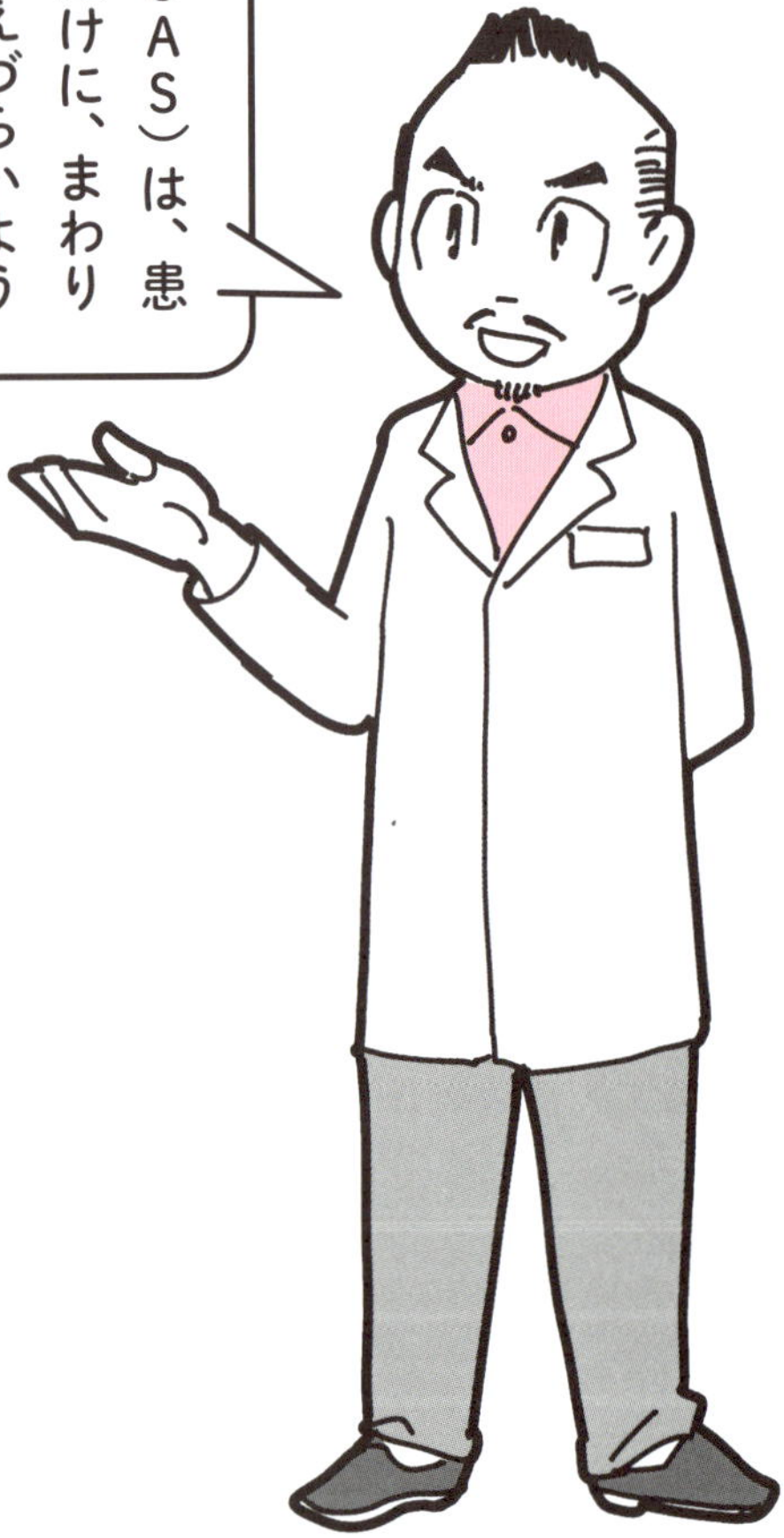

QUESTION 1

SASかどうかわからない…放置しておいても大丈夫？

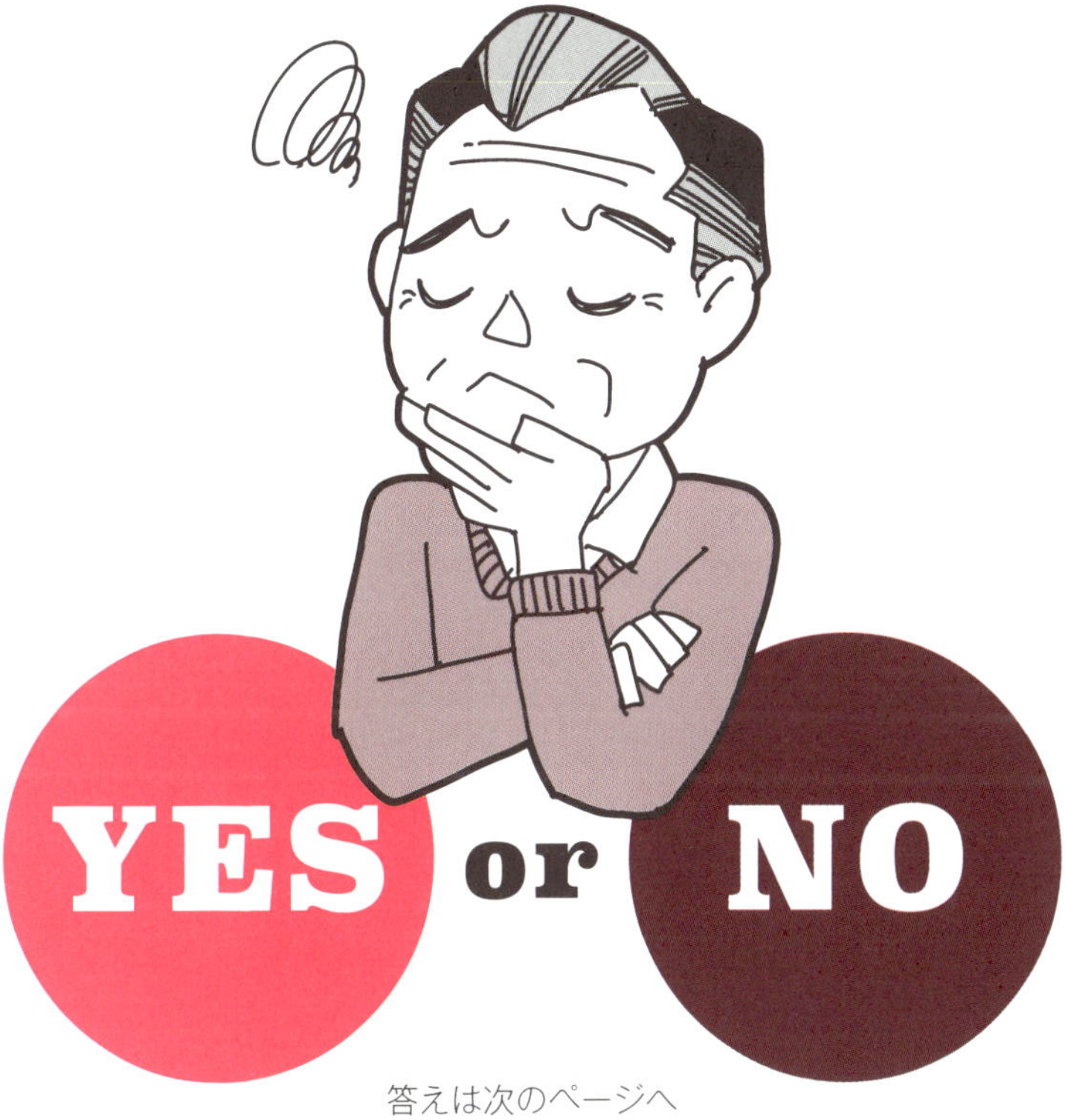

答えは次のページへ

ANSWER 1

NO

重症化する前に検査を

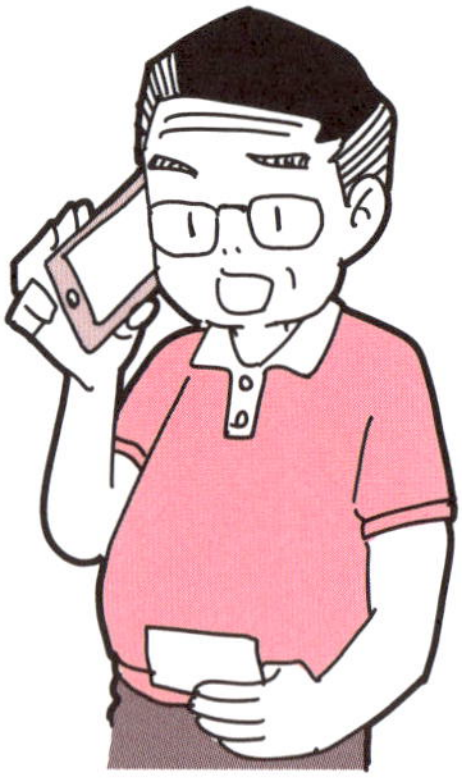

いびきや疲れから、なんとなく自覚があるけれど、予約をとってまで検査をするのは面倒という方もいらっしゃいます。そのまま放置する方も多いかもしれません。

しかし、そのまま放置しておくとSASは次第に重症化します。軽症のうちに適切な治療を受けることで、他の病気を引き起こすリスクが下がります。

気になったらすぐ、専門医療機関で検査を予約しましょう。

QUESTION 2

昼に眠気がなければ SASではない？

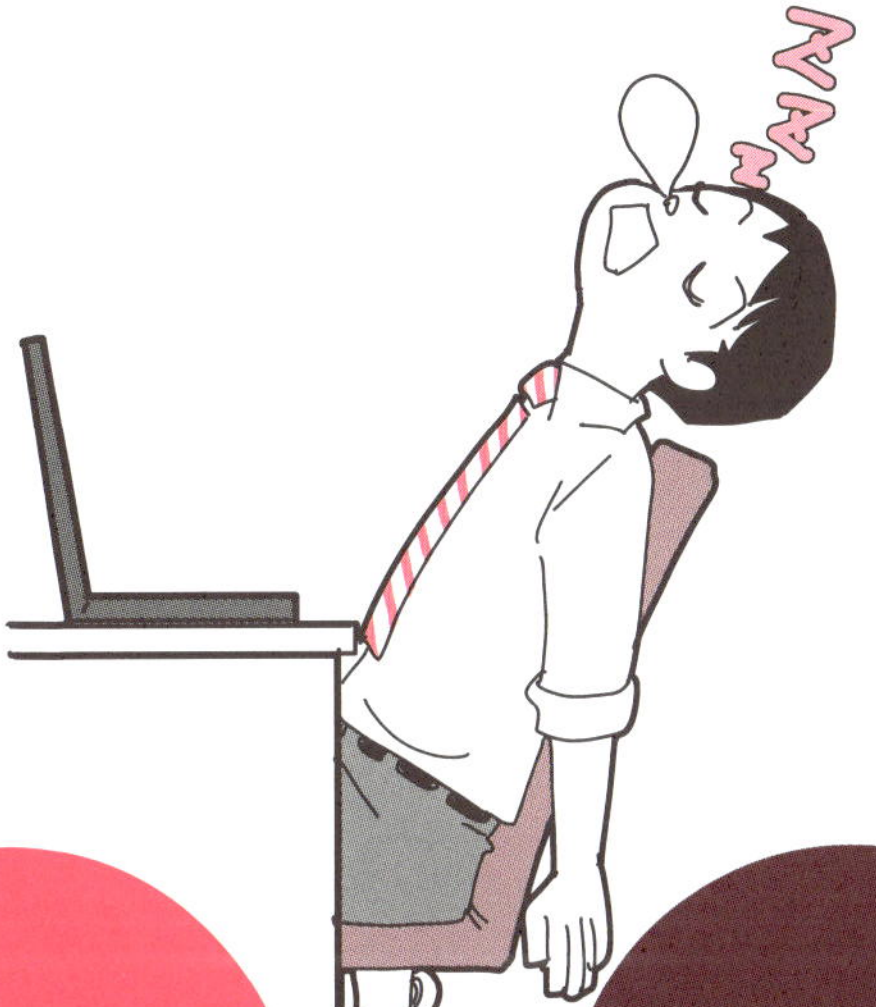

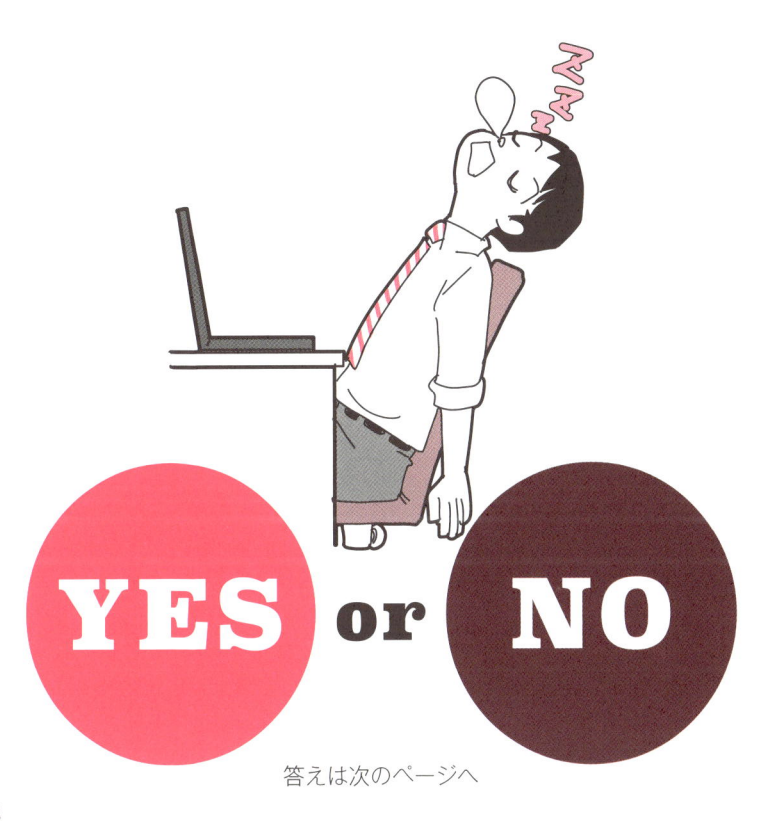

YES or NO

答えは次のページへ

ANSWER 2

NO

眠気を感じなくてもSAS

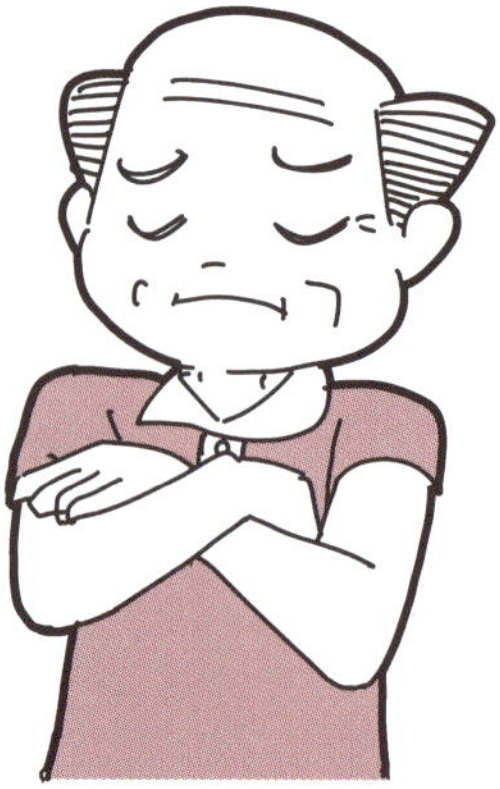

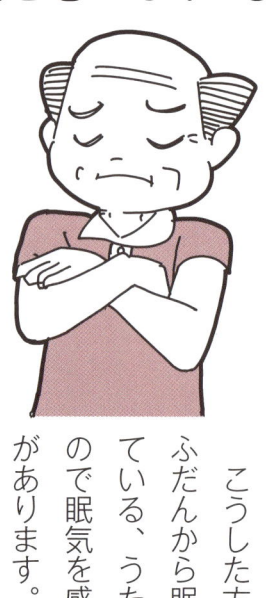

家族から睡眠中のいびきや無呼吸を指摘された方でも、「日中眠気を感じていないから自分はSASではない」という方がいます。

こうした方々に問診してみると、ふだんから眠気を感じることに慣れている、うたた寝や昼寝をしているので眠気を感じていないという場合があります。

また、心疾患のある高齢者は、本当に眠気を感じていない場合もあります。いびきと眠気だけがSASの症状ではないのです。

QUESTION 3

専門検査を受ける前に…自分で知る方法はある?

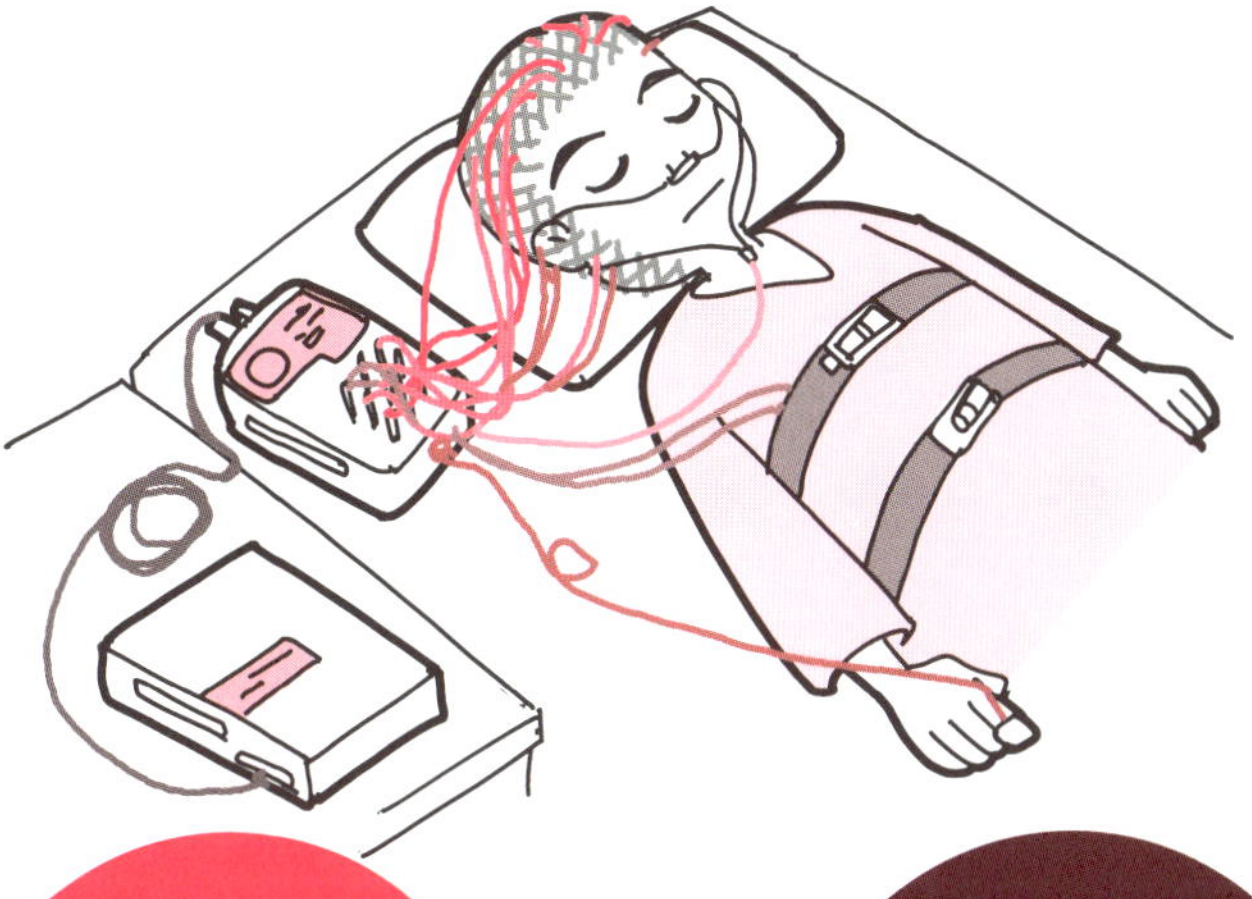

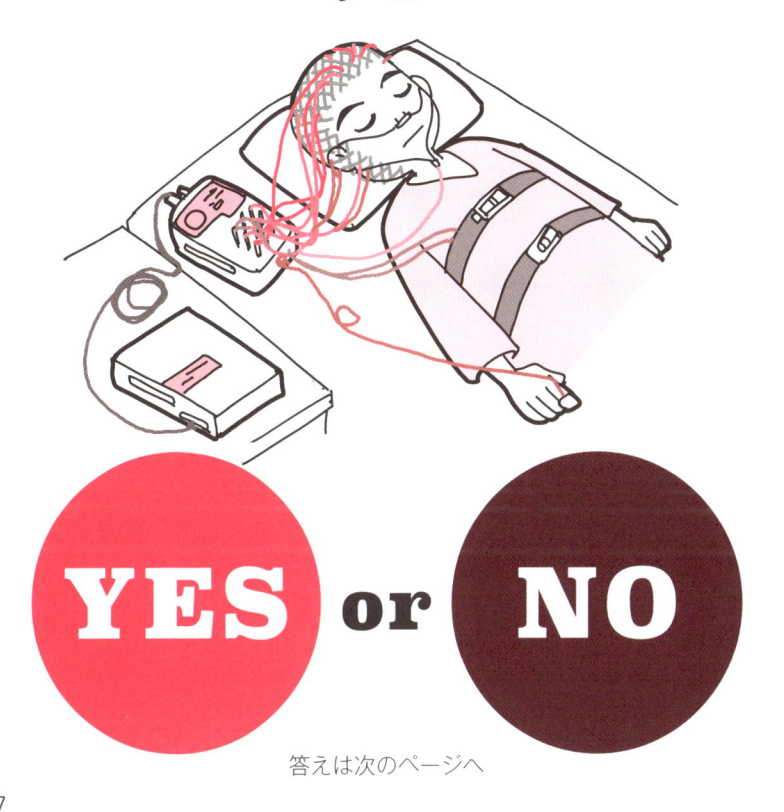

YES or NO

答えは次のページへ

ANSWER 3

YES

アプリでセルフプレチェック

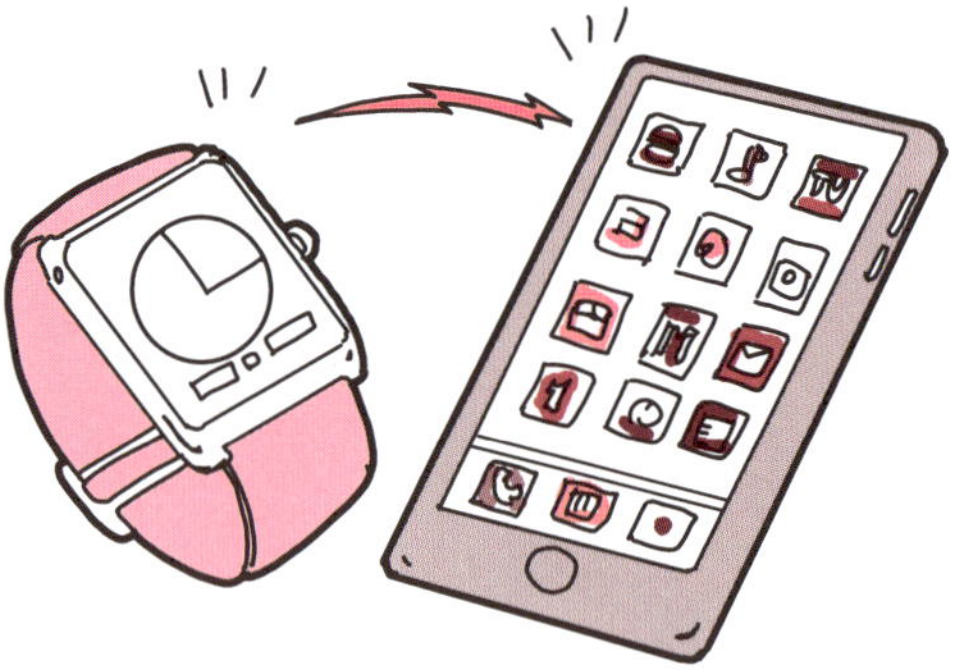

本来は、専門医療機関での検査を行っていただきたいのですが、自分がほんとうにそうなのか、病院へ行く前に簡単に知りたい方も多いことでしょう。最近は、睡眠時間を計測するスマートフォンやスマートウォッチの睡眠アプリが、多数開発されています。いびき音の探知、無呼吸状態、睡眠のリズムなどをチェックして、記録することもできます。実際にSASかどうかは、専門医の診断が必要ですが、便利なアプリを利用するのも早期発見への近道です。

QUESTION 4

不眠、寝汗、イライラ、これって更年期症状？

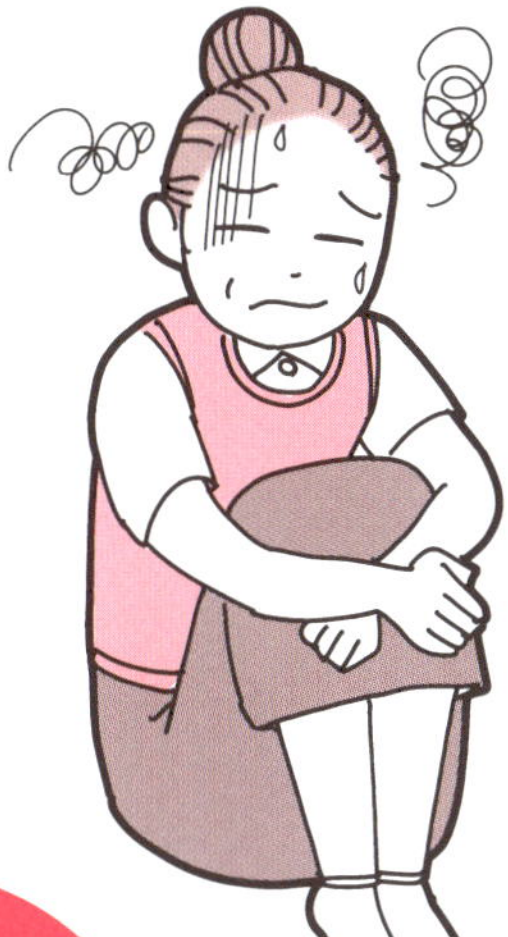

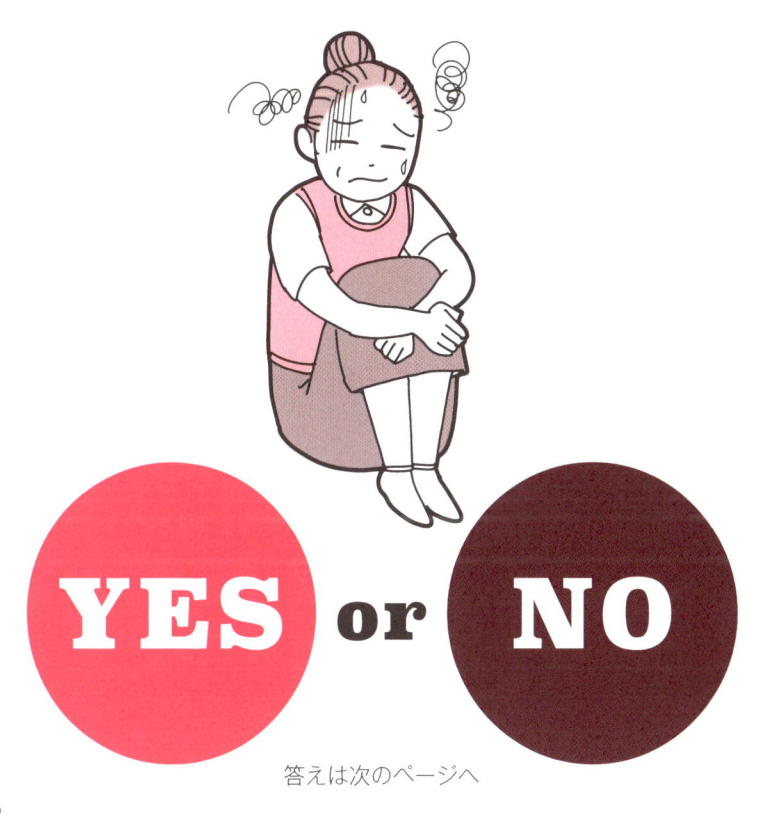

YES or NO

答えは次のページへ

ANSWER 4

NO

SASは更年期症状と似ている

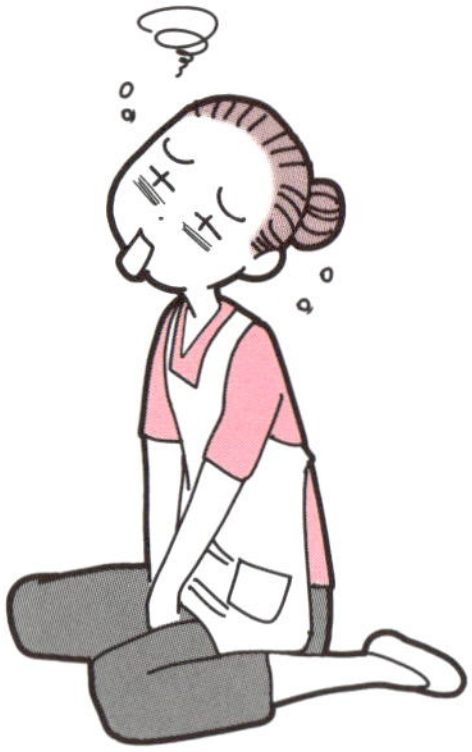

女性ホルモンが減少すると、SASが発症しやすくなります。眠れない、夜中に目覚める、寝汗をかく、いびきをかく、イライラするといった更年期症状と共通した症状は、SASの場合にもあらわれます。長引くときは受診しましょう。

自己判断で更年期障害だと考えてSASを見逃すと、重症化する可能性があります。

また、女性はSASにならないと思い込んでいるのも危険です。

QUESTION 5

乳児や幼児はSASにならない？

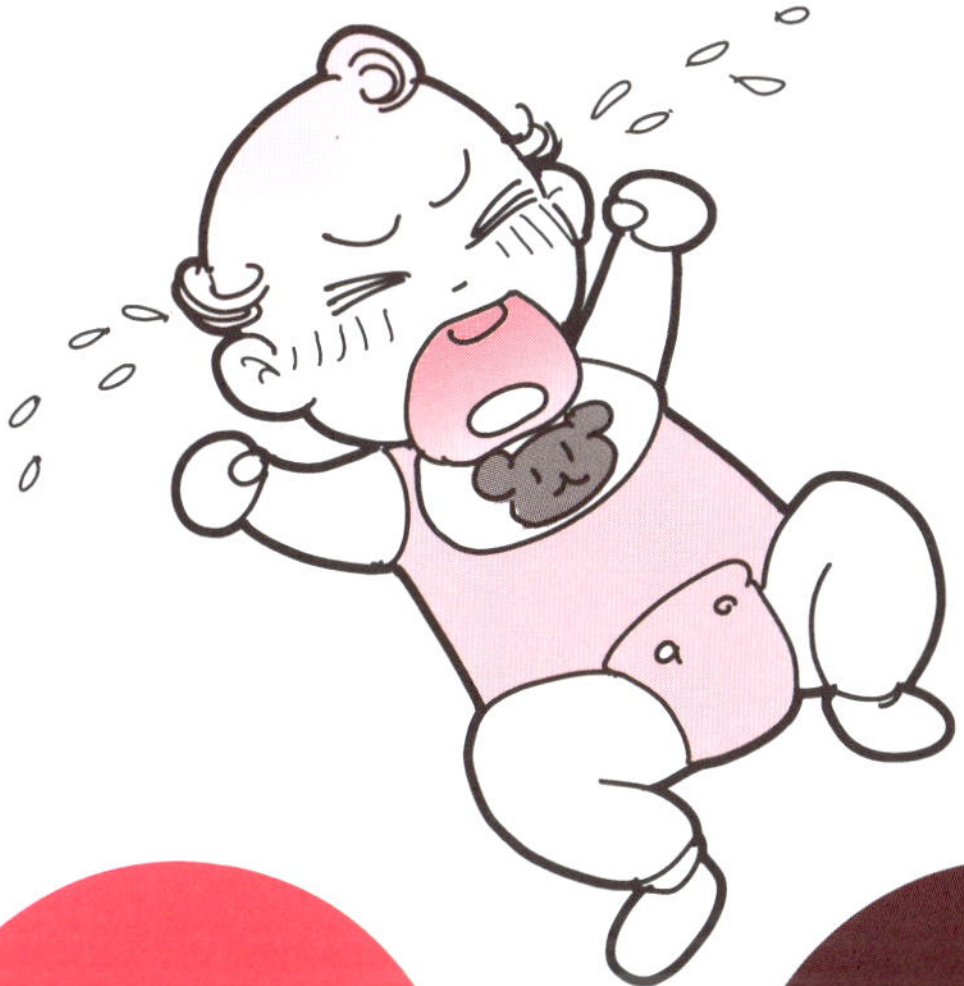

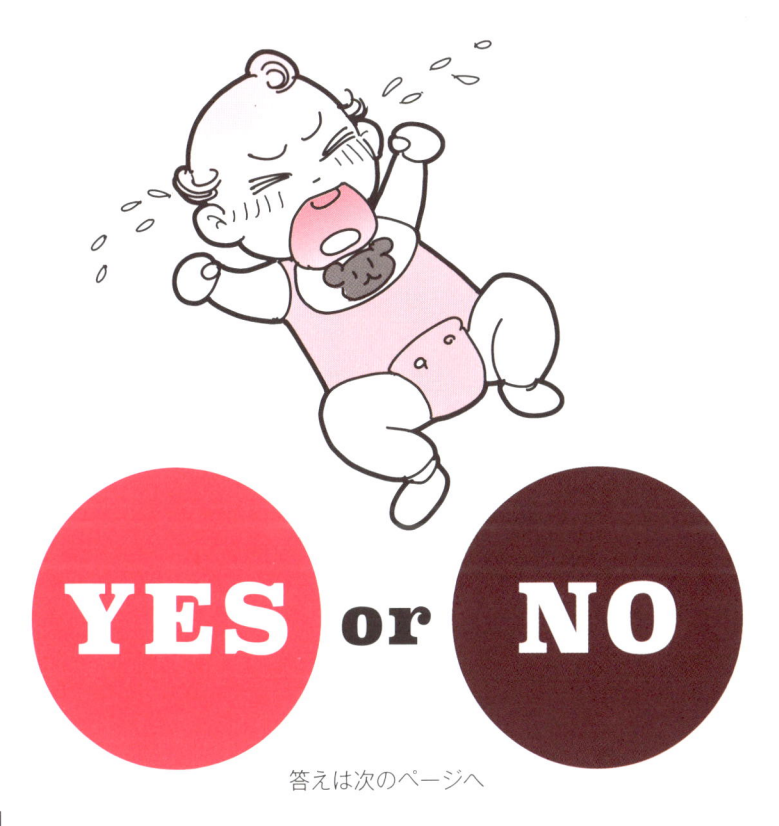

YES or NO

答えは次のページへ

ANSWER 5

NO

乳幼児突然死症候群のリスクも！

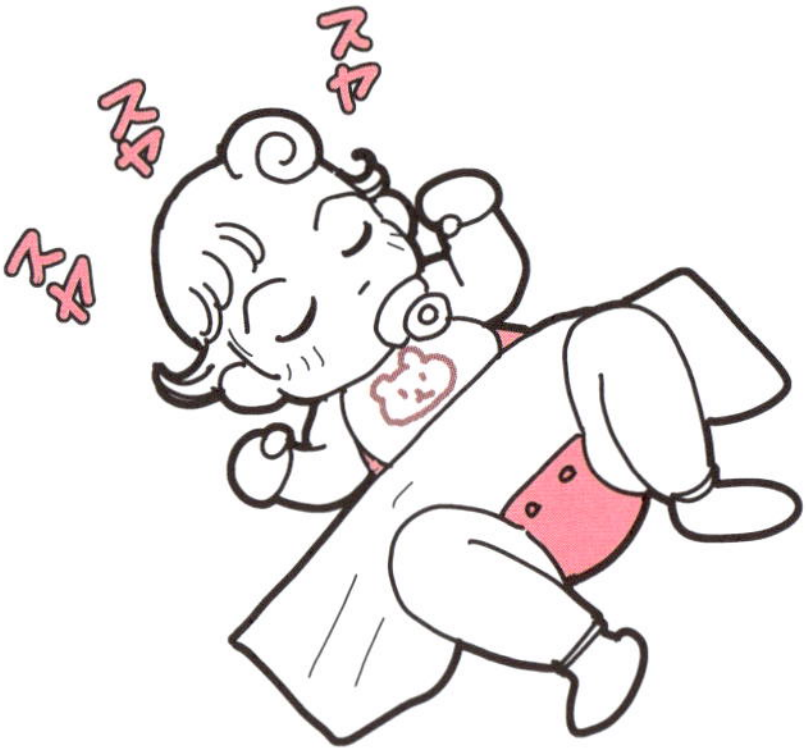

SASは大人だけの病気ではありません。乳児や幼児、小中学生もSASになる可能性があります。特に乳児では、呼吸機能の働きが未発達なために無呼吸発作を起こし、乳幼児突然死症候群のリスクにつながることもあります。

　また幼児では扁桃肥大やアデノイド肥大が原因となって、小中学生では肥満などが原因でSASとなるケースが多く見られます。乳児や幼児だからと見逃さず、口呼吸やいびき、無呼吸を見つけたら医師に相談しましょう。↓詳しくは92ページへ

QUESTION 6

SASからうつ病になることがある？

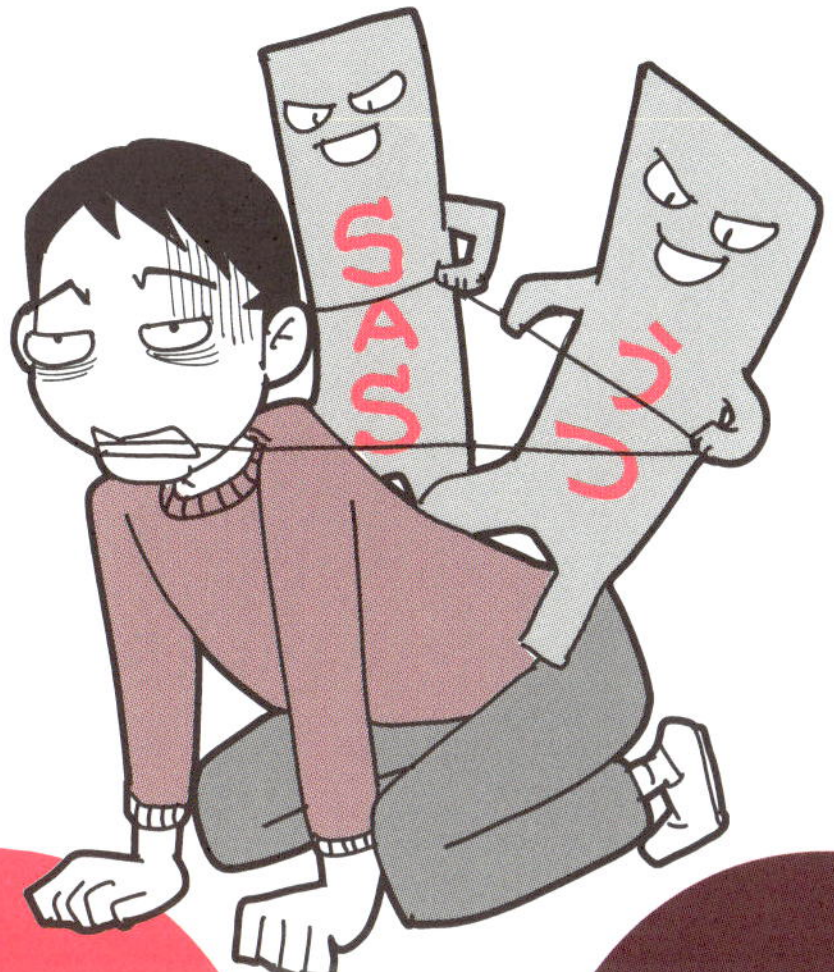

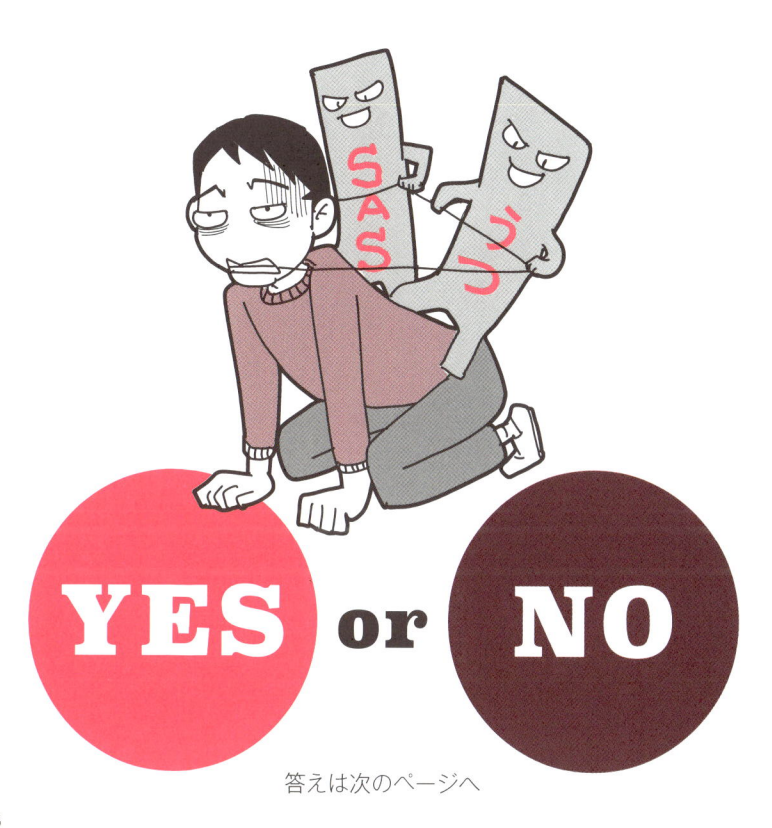

YES or NO

答えは次のページへ

ANSWER 6

YES

SASがうつ病と誤診されることも

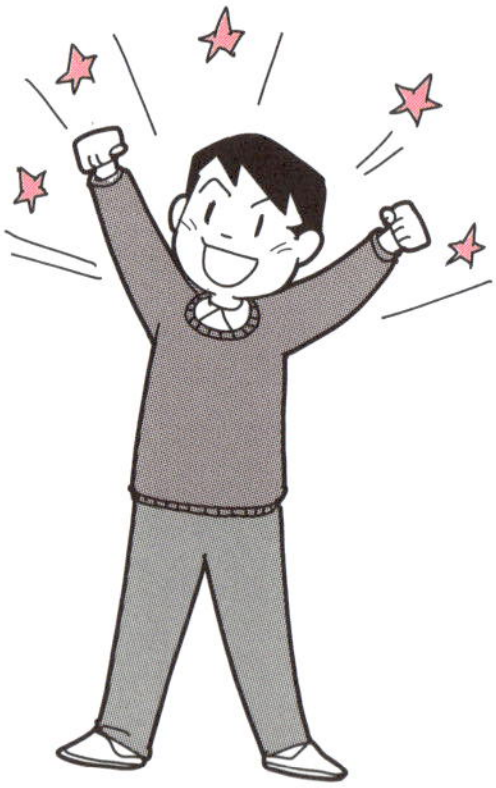

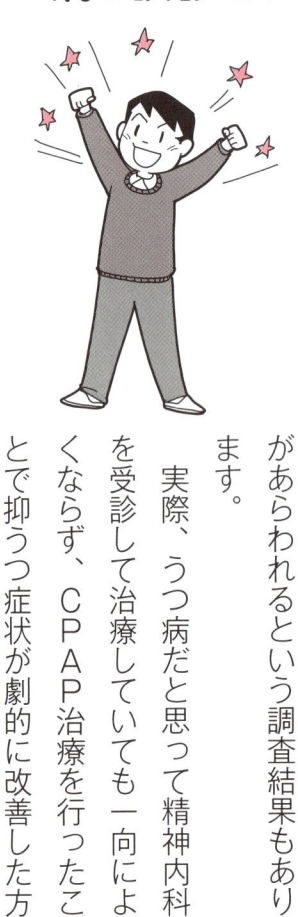

不眠症、中途覚醒、倦怠感など、SASとうつ病には共通した症状があります。研究によると、抑うつ症状に先だって、最初にSASの症状があらわれるという調査結果もあります。

実際、うつ病だと思って精神内科を受診して治療していても一向によくならず、CPAP治療を行ったことで抑うつ症状が劇的に改善した方もいます。うつ病の治療薬には、SASを悪化させるものもあるので、適切な医療機関にかかることが重要です。↓詳しくは96ページへ

QUESTION 7

SASは、治療すれば治る病気?

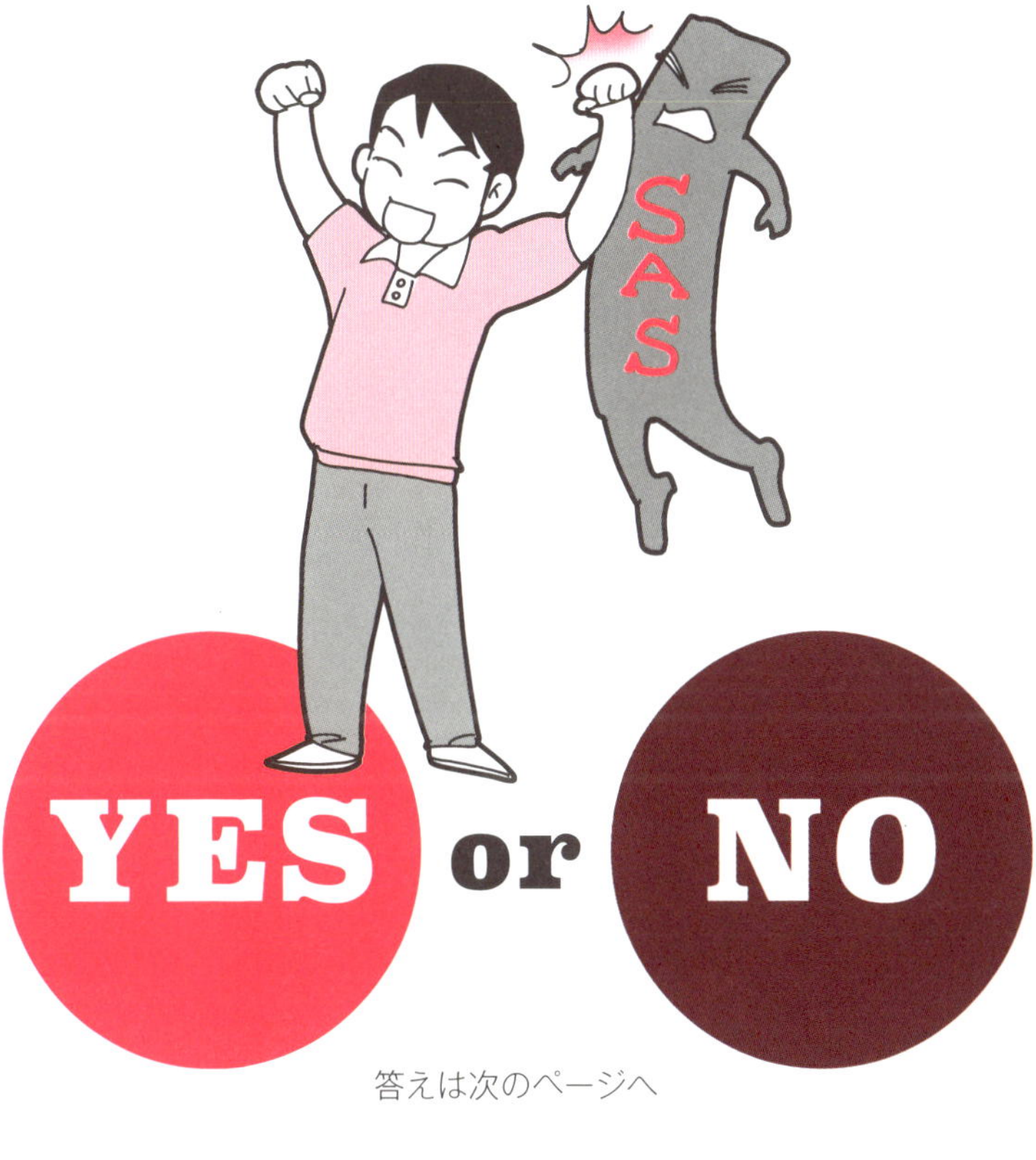

答えは次のページへ

ANSWER 7

YES and NO

SASと長くつき合う気持ちで治療を

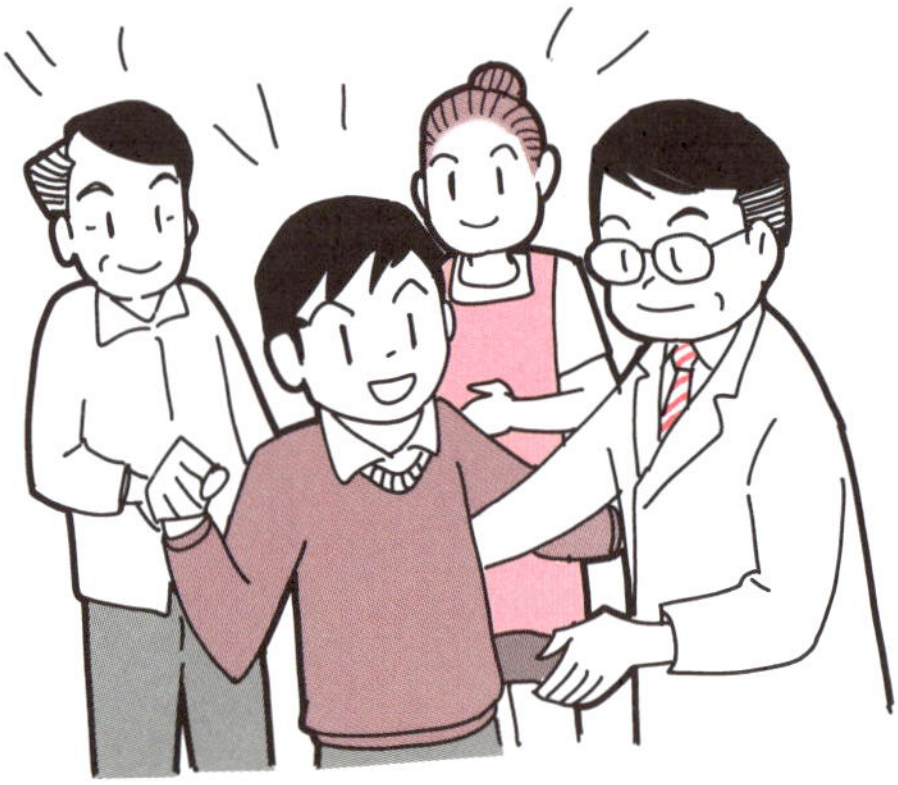

骨格に原因がある場合には、手術によって原因部位を取りのぞけば、SASは完治することがあります。

無呼吸を起こしている部位や重症度によっては、CPAPによる対処療法で長期間にわたって症状をコントロールする必要があります。

個々の重症度や原因によって異なりますので、一概に「治療すれば治る」とはいえませんが、治療で症状をやわらげて、長くつき合う気持ちで、うまく病気とつき合っていくことが望まれます。

QUESTION 8

SASで死ぬこともある?

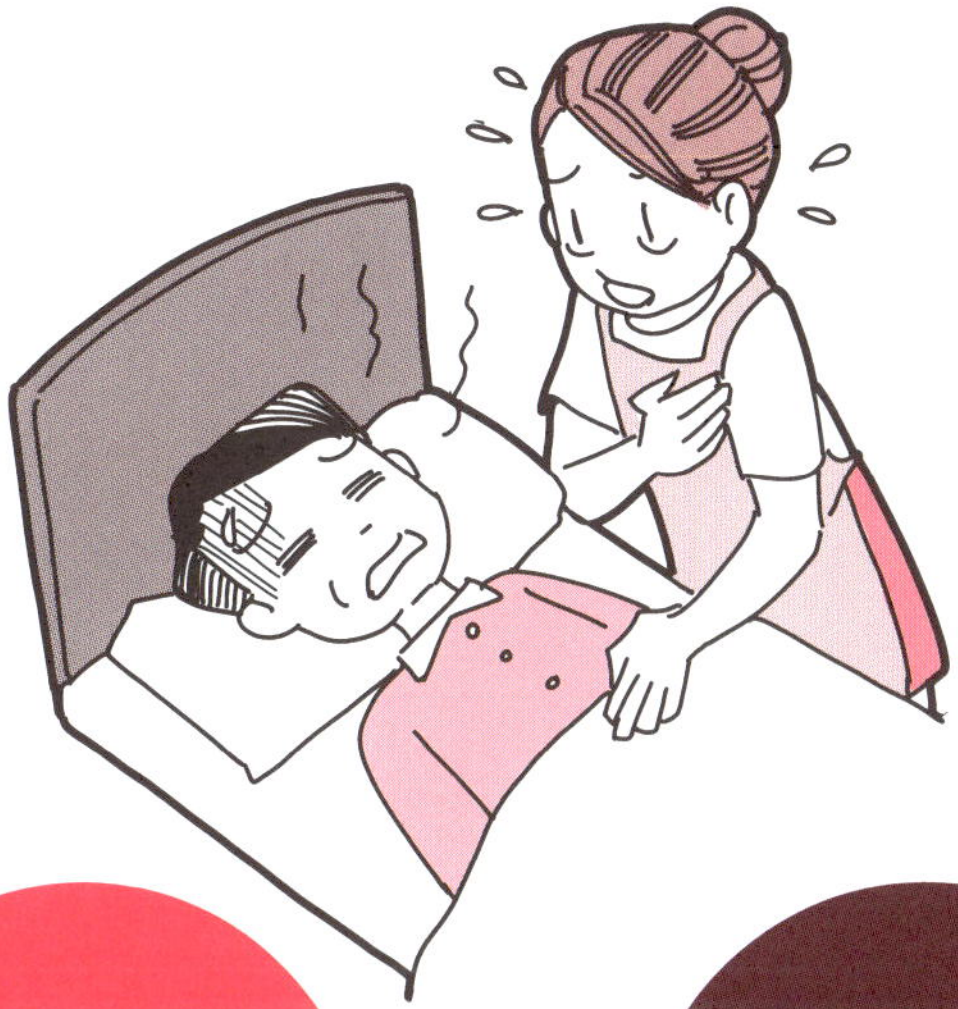

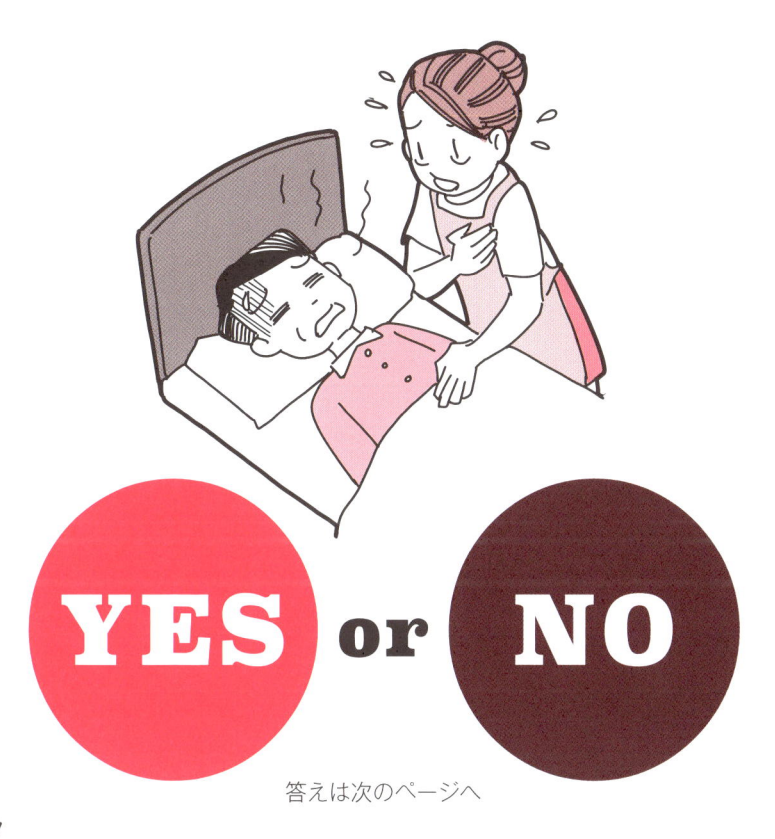

YES or NO

答えは次のページへ

ANSWER 8

YES

突然死につながることもある

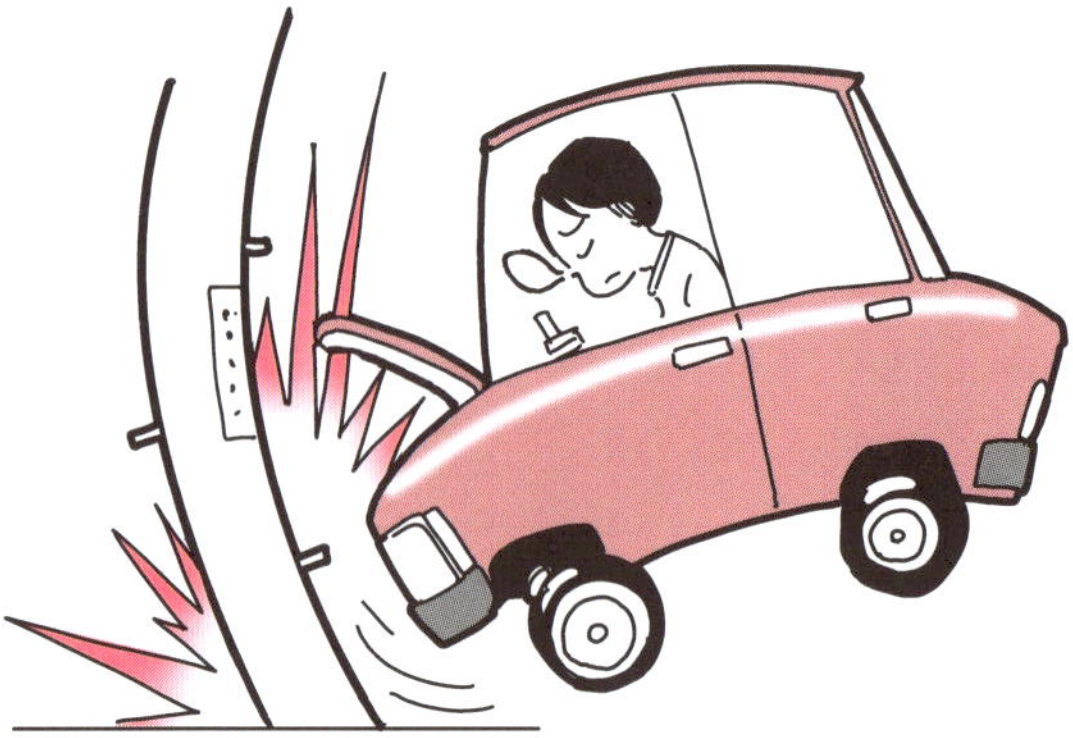

SASは、心臓麻痺との関連が指摘されています。重症のSASになると、夜間の突然死のリスクが、健康な人の約2.6倍に上がるという報告もあります。

また、居眠り運転による交通事故は、健康な人に比べると約7倍も高いとされています。SASが原因の居眠り運転では、多くの死傷者を出した事故がありました。

SASは、そのまま放置すると、命の危険がある深刻な病気です。

↓詳しくは84ページへ

どのタイプかは、専門医による検査でわかります

早めのSAS検査が安心

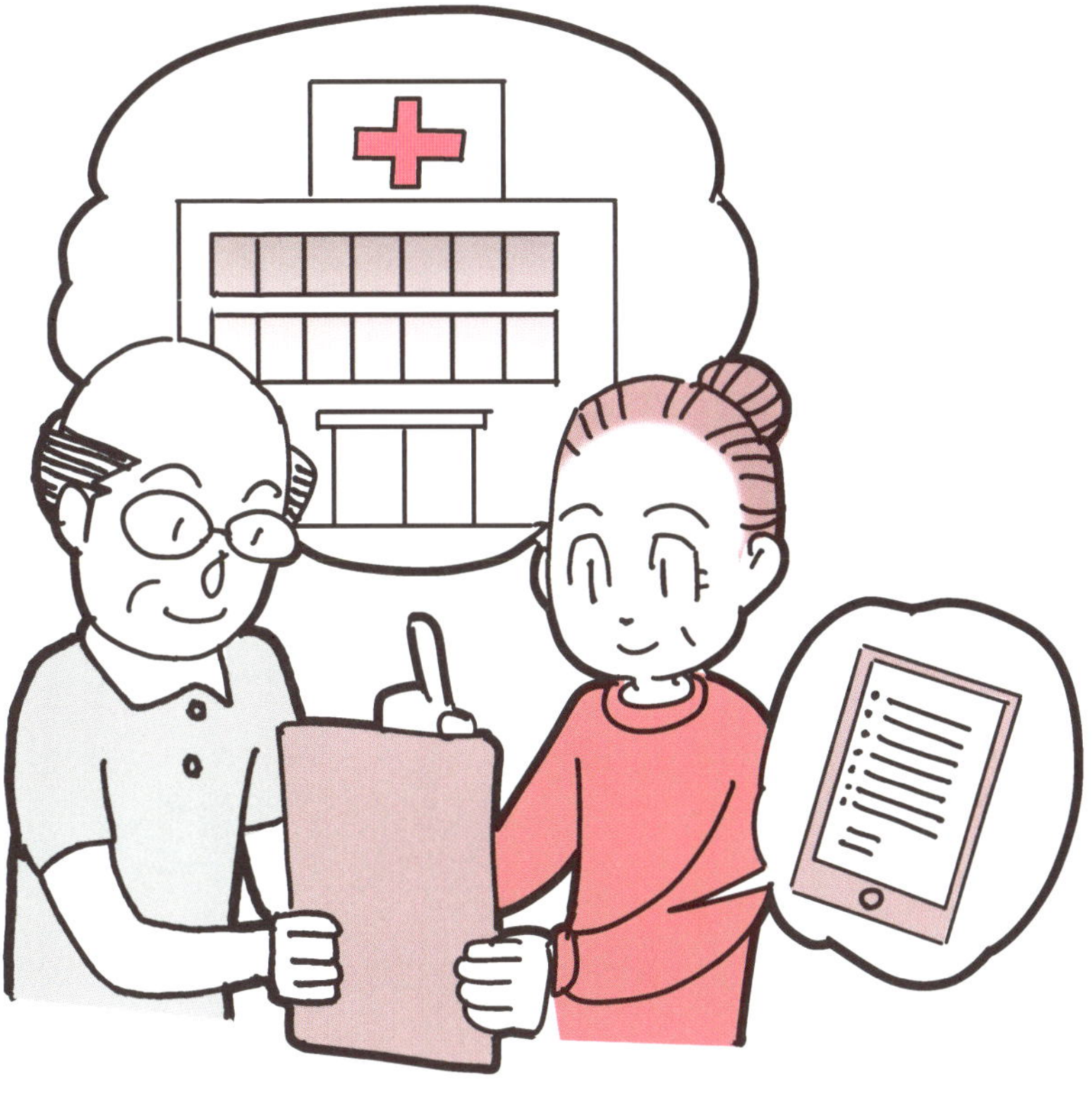

SAS検査をしよう!

気になる症状があれば、SAS検査を受けることをおすすめします。
睡眠医療の専門医療機関リストを、巻末の付録に掲載しています。

COLUMN 4

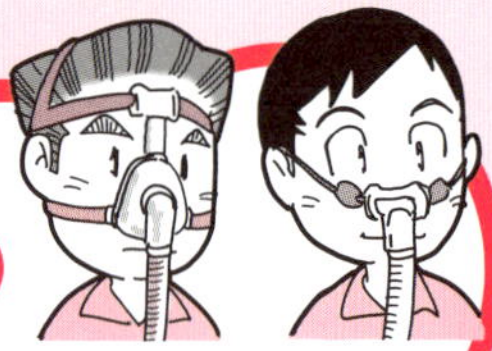

CPAPの快適度はマスク次第

ＣＰＡＰ治療は、マスク、チューブ、機器のセットを使いますが、一番重要なのはマスクのフィッティングです。マスクが合っているかどうかが、快適度を左右します。ほとんどの患者さんは鼻マスクタイプを使用していますが、これも個人の顔や鼻のサイズによります。技師がフィッティングをお手伝いしますが、どうしてもマスクの跡がかぶれる場合はガーゼやハンカチを挟み込んで、直接肌に触れないようにしてみてください。暑くて外してしまうようなら、寝室の室温調節をするなど、快適な環境づくりも必要です。どうしても顔に合わない、という場合は技師に相談して、フィッティングをやり直してみてください。毎日使うものなので、満足いくまで合うものを見つけることが大事です。

第4章

睡眠時無呼吸症候群は、万病のもと⁉

睡眠と呼吸を阻害する睡眠時無呼吸症候群（ＳＡＳ）は、さまざまな病気を引き起こし、悪化させます。意外な病気も、実はＳＡＳが原因でした。

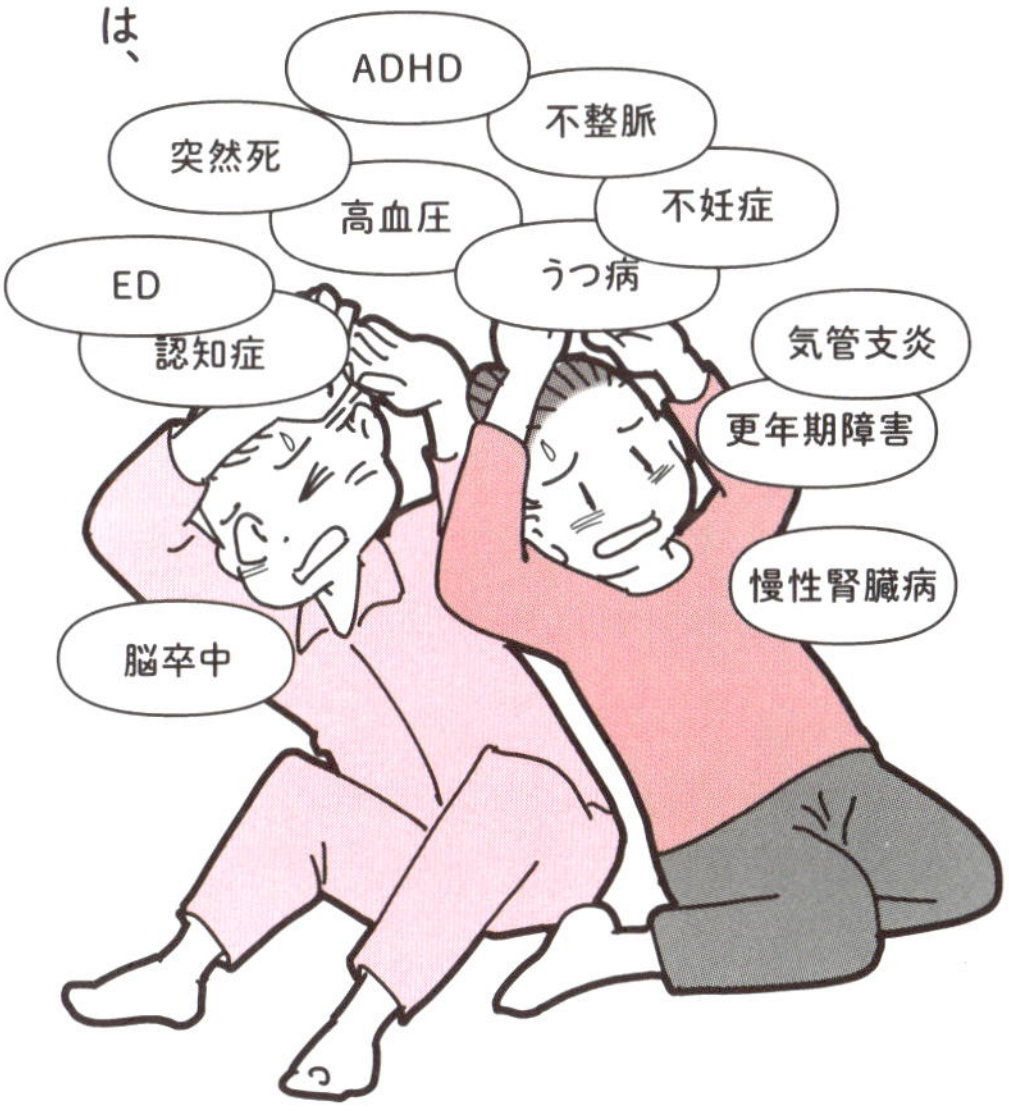
ADHD
不整脈
突然死
高血圧
不妊症
うつ病
ED
認知症
気管支炎
更年期障害
慢性腎臓病
脳卒中

睡眠中にさまざまな病気の「もと」をつくっている!?

睡眠時無呼吸症候群（SAS）は、睡眠と呼吸機能を阻害するため、血液や血管、心臓、脳、ホルモン分泌、自律神経、交感神経など、人間が生きるうえで重要な部分に多大な影響を与えます。現在、SASが原因となってさまざまな病気が発症、悪化することがわかってきました。**SASは合併症が多い病気**です。

SASの合併症と考えられている病気は、心臓、脳、腎臓などの疾患から、認知症、ADHD（注意欠陥・多動性障害）、不妊症、ED（性的不能）など多岐にわたります。

SASがあると、脳卒中になるリスクは約4倍、高血圧症や慢性心不全は約2倍となるといわれています。また、無治療のままSASを放置した男性（中等症以上）の8年後の生存率は、治療した人に比べると約63%にまで落ちるという報告もあります。

SASは、さまざまな病気の「もと」をつくっているのだといえます。

無治療の睡眠時無呼吸症候群(SAS)の合併リスク

SAS症状と合併症

高血圧症	約2倍
狭心症・心筋梗塞	2～3倍
慢性心不全	約2倍
不整脈	2～4倍
脳卒中	約4倍
糖尿病	2～3倍

循環器領域における睡眠呼吸障害の診断・治療に関するガイドライン(循環器病の診断と治療に関するガイドライン 2008-2009 合同研究報告).Circ J74(SuppL Ⅱ),963-1084, 2010.

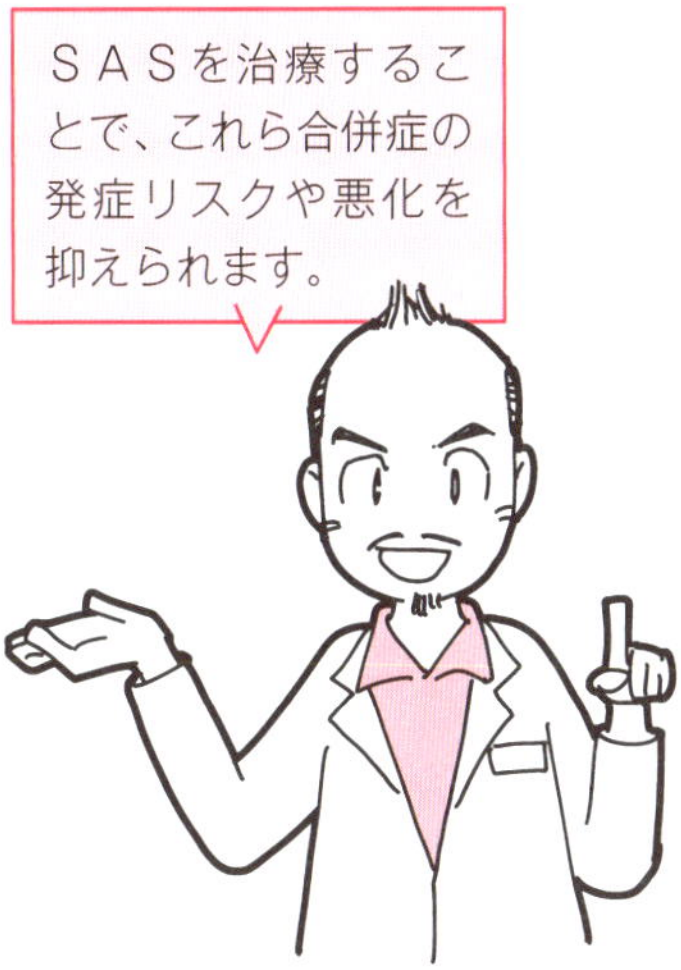
ＳＡＳを治療することで、これら合併症の発症リスクや悪化を抑えられます。

無治療の睡眠時無呼吸症候群(SAS)患者の生存率

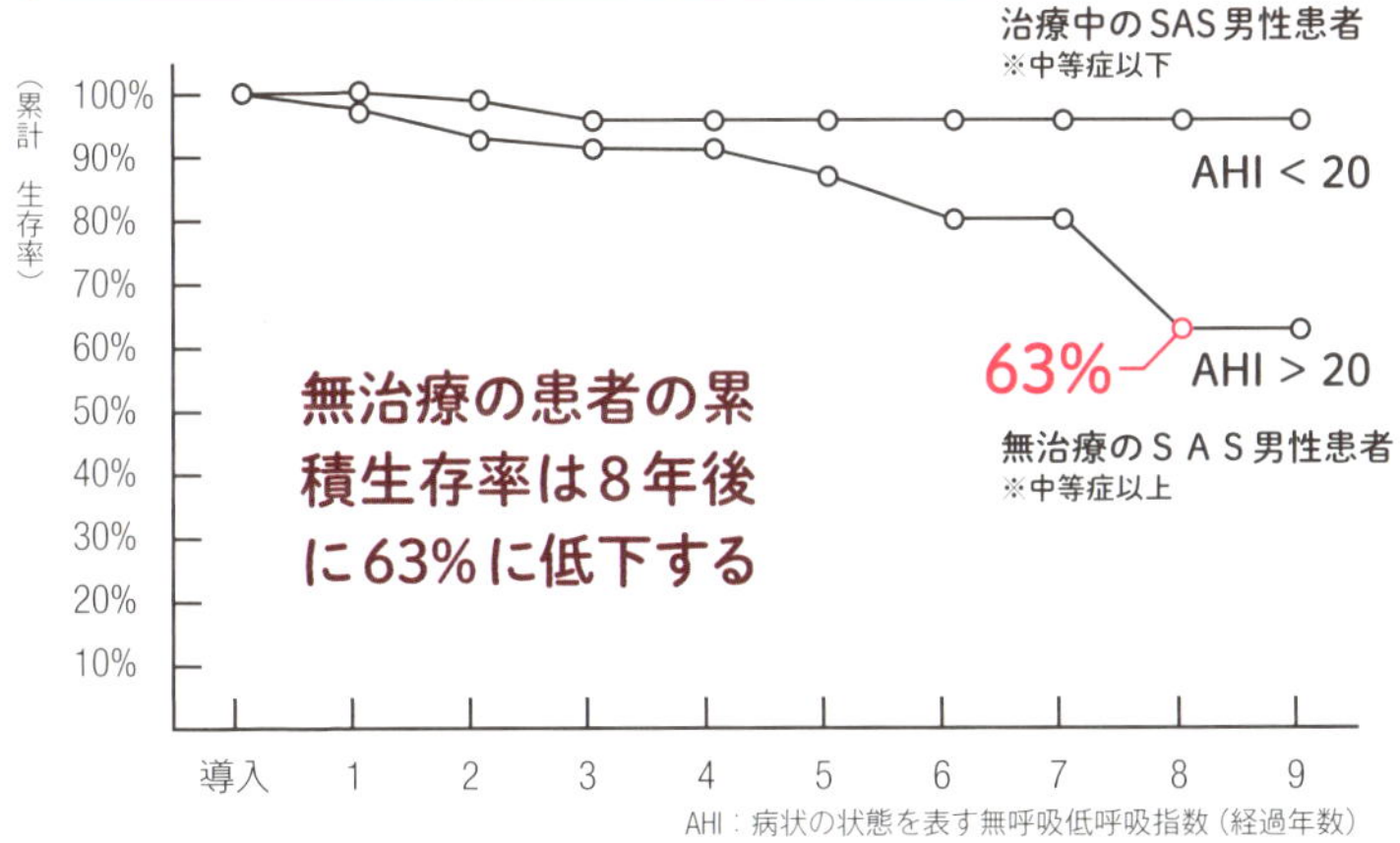

He H, et al: Mortality and apnea index in obstructive sleep apnea, Experience in 385 male patients.. Chest 94:9-14, 1988

神経、目、腎臓に深刻な合併症を起こす――糖尿病

生活習慣病のひとつであるⅡ型糖尿病は、睡眠時無呼吸症候群（ＳＡＳ）に深い関連があるといわれています。糖尿病は、何らかの原因で膵臓《すいぞう》から分泌されるインスリンが不足して代謝が悪くなり、常に血糖値が高い状態に陥る病気です。

ＳＡＳによって、無呼吸による低酸素状態が起こると、インスリン抵抗性が増加し、それが過剰なインスリン分泌を促して、糖代謝異常や糖尿病の発症につながることがわかっています。また、研究結果によると、**ＳＡＳが重症になるほど糖尿病を合併**している率が上がります。ＳＡＳのある糖尿病患者がＣＰＡＰ療法を行うと、インスリン反応が改善して、糖尿病のコントロールがしやすくなるという報告もあります。

１日のうち、インスリンや新陳代謝を活発化させるホルモンがもっとも分泌されるのは睡眠中です。**睡眠を阻害するＳＡＳは、糖尿病にも大きな影響**を与えます。

SASと糖尿病の関係

SAS重症度別の糖尿病合併割合

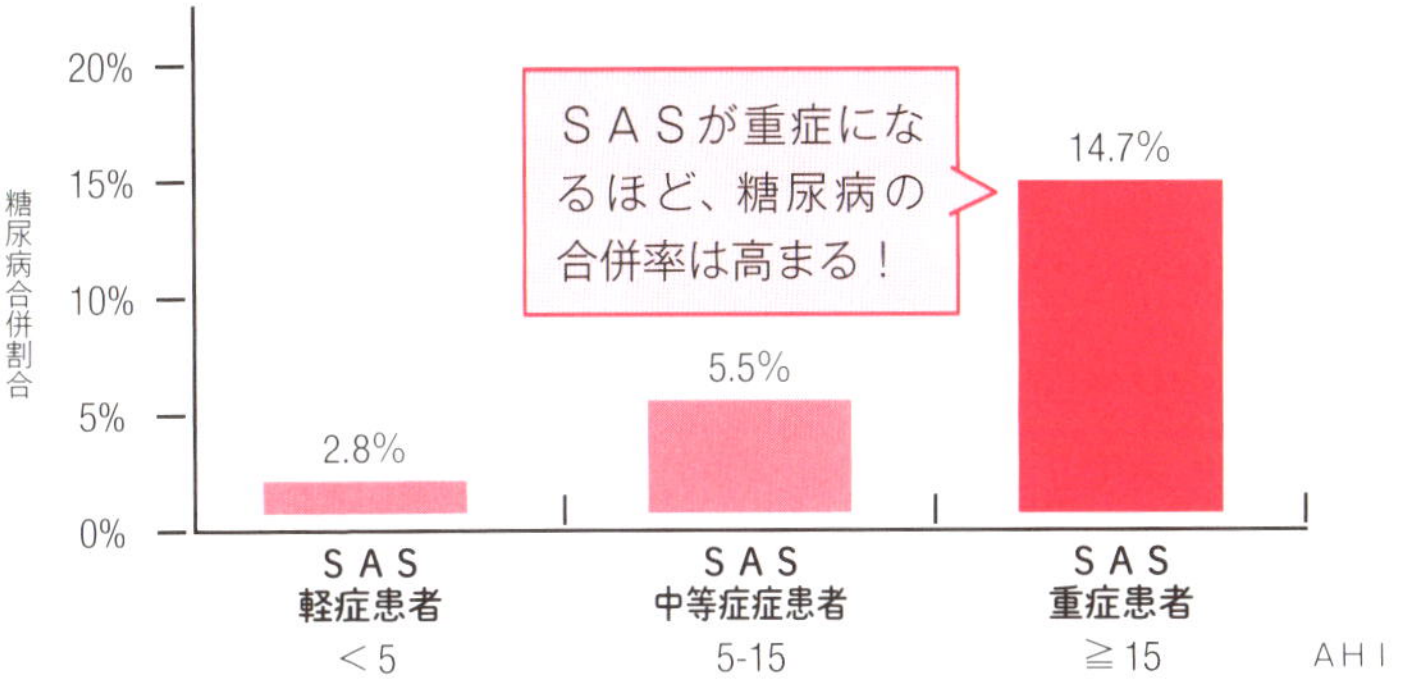

Am J Respir Crit Catr Med 2005;172:1590-1595　改変

糖尿病が悪化すると3大合併症を引き起こす!

SASの治療によって糖尿病の悪化も防げる！

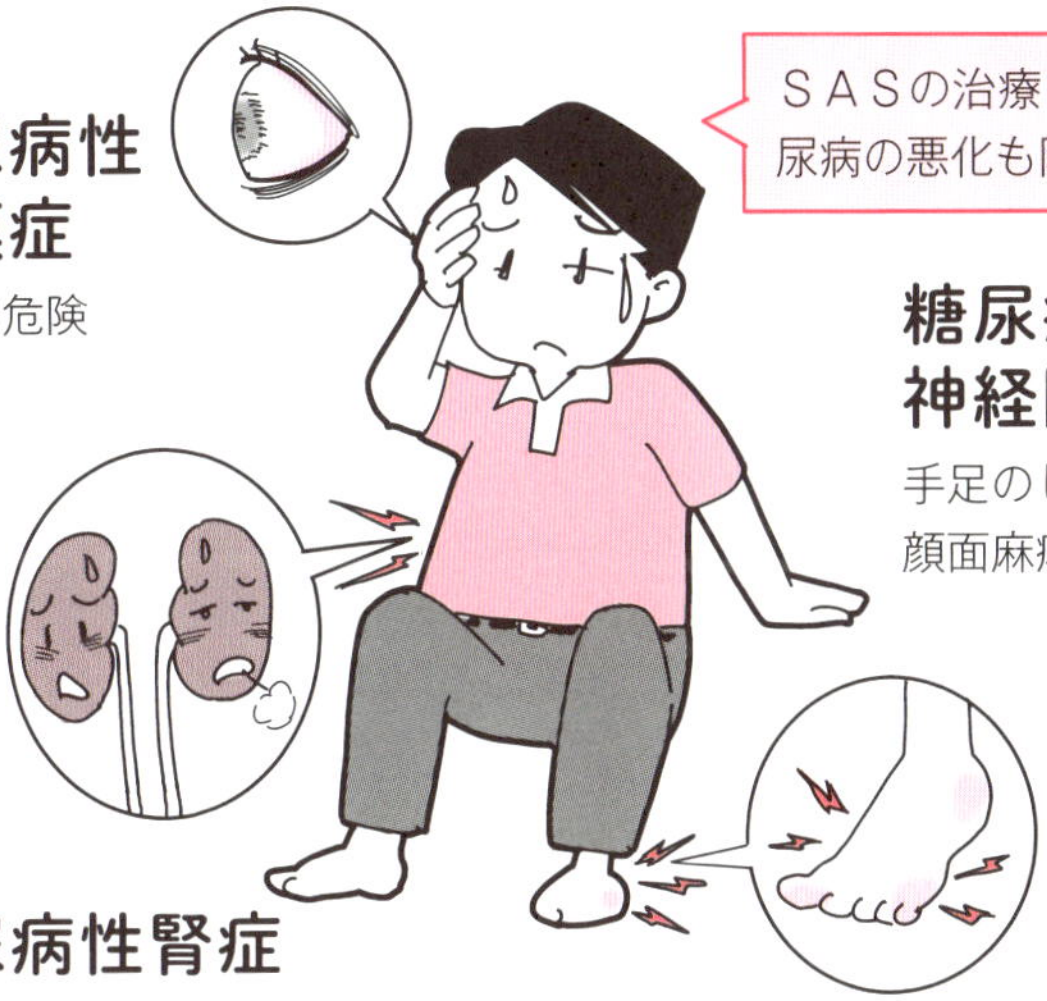

糖尿病性網膜症

失明の危険

糖尿病性神経障害

手足のしびれ、
顔面麻痺、壊《え》疽《そ》など

糖尿病性腎症

腎不全による人工透析

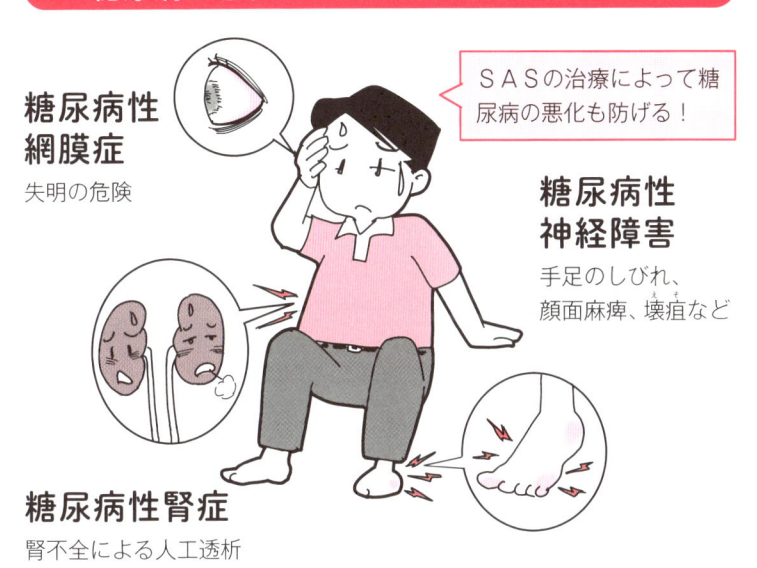

悪化すると人工透析や移植が必要となる——慢性腎臓病

慢性腎臓病は、腎臓が少しずつ悪くなっていく病気です。腎機能が低下すると、むくみ、尿毒症、高血圧などの症状が出てきます。症状が悪化すると腎不全へ移行して、人工《じんこう》透析《とうせき》を受ける必要があります。

睡眠時無呼吸症候群（SAS）による夜間の血圧上昇や交感神経の刺激が、腎臓への血流量を低下させて腎機能障害を引き起こし、慢性腎臓病の悪化に関与することがわかっています。**SAS患者の調査では、30・5%が慢性腎臓病**でした。慢性腎臓病では、**人工透《じんこうと》析患者《せきかんじゃ》で50～70%、透析前の患者でも半数以上がSASである**と報告されています。

SASの治療は、慢性腎臓病の進行を遅らせることにも役立つことがわかっています。ある研究では、SASである慢性腎臓病患者に、CPAP療法を施した場合、腎臓の働きを計測するクレアチニン値の悪化が抑えられ、たんぱく尿の減少が見られました。

新たな国民病、慢性腎臓病

日本では成人の８人に１人が慢性腎臓病であると推定されています。初期には自覚症状はありませんが、たんぱく尿が３カ月以上続いている場合、慢性腎臓病と診断されます。一度悪化した腎臓は元に戻りませんが、ＣＰＡＰ療法により症状が改善されることがあります。

慢性腎臓病の主な症状

血尿、頻尿

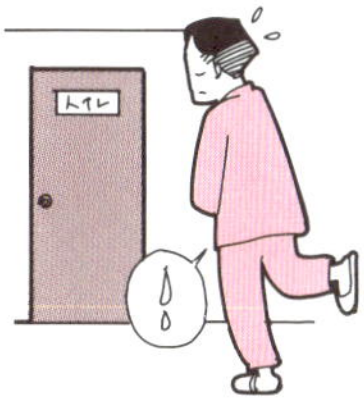

むくみ

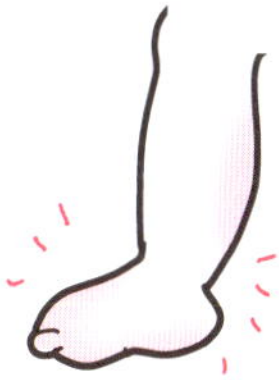

高血圧

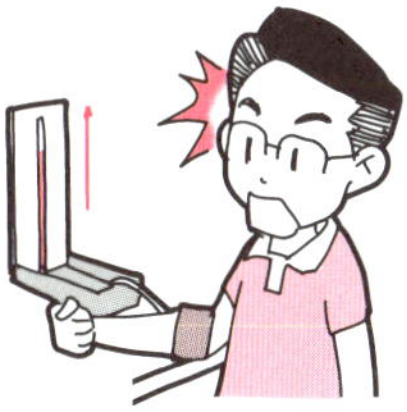

睡眠時無呼吸症候群(SAS)と慢性腎臓病

慢性腎臓病患者は、尿たんぱくが多いためにむくみが起こりやすい。日中下半身のむくみとしてたまっていた体液が、就寝中に上半身の気道周囲に移動してむくみを起こし、気道をふさぐ。

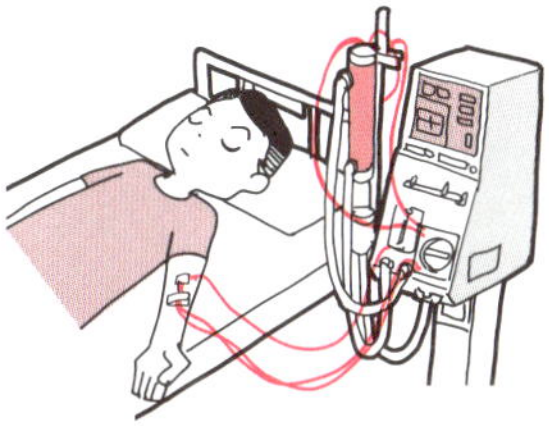

慢性腎臓病が進行して末期腎不全になると、人工透析や腎移植が必要となる。

慢性腎臓病は治らない病気だが、睡眠時無呼吸症候群の治療によって症状の悪化が抑えられる!

SASでもっとも多い合併症——心血管疾患

睡眠時無呼吸症候群（SAS）で**もっとも多く引き起こされる合併症が、心臓や血管に関する病気、心血管疾患（循環器系）**です。

睡眠中にSASが起きると、気道がふさがるので、体は呼吸をしようと必死に活動します。その動作によって、一時的に胸の中の圧力が下がって、血圧が低下します。交感神経はそこで、急いで血圧を上げるために働きます。これらの活動によって、胸の中の圧力がひんぱんに変動して、心臓の肥大、不整脈、血圧の上昇などのさまざまな問題がドミノ倒しのように連鎖しあって起こります。SASは、こうして、心血管疾患に関する多くの病気を引き起こします。

SASの合併症である心血管疾患には、**心筋梗塞、狭心症、心不全、高血圧症、不整脈の中でもっとも多い心室期外収縮、徐脈、房室ブロック、心房細動など**があります。

SASと心血管疾患（循環器系）の病気

心不全患者さんの11 ～ 37%は「閉塞性動脈硬化症」を合併することが報告されています。男女別にみると、男性38%、女性31%と男性に多いようです。いくつかの経過を観察した研究によれば、「SAS」を合併している心不全患者さんでは、「SAS」を治療しないと死亡率が2～3倍高くなることもわかっています。

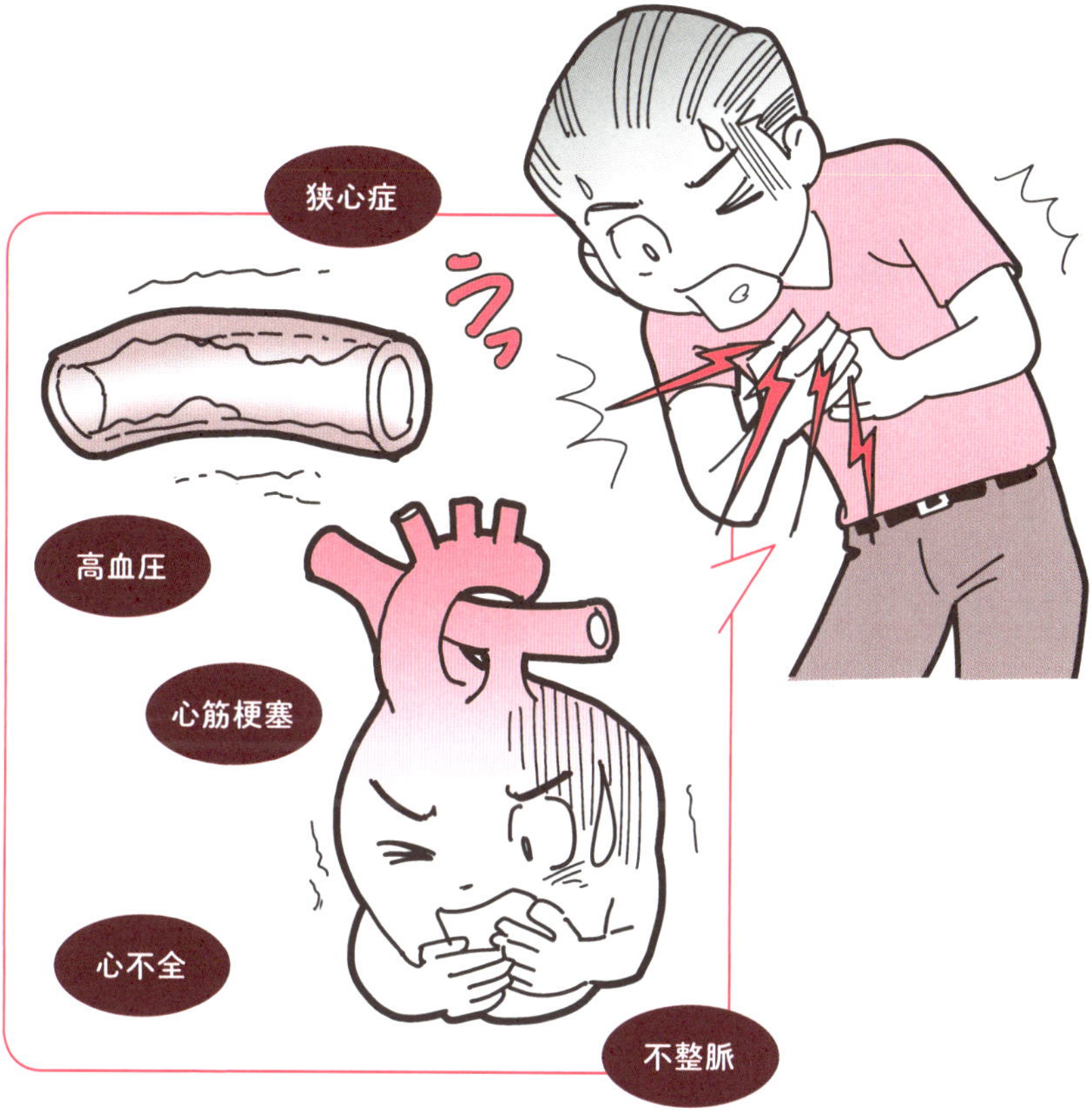

夜間に血圧が急激に変動する――二次性高血圧

高血圧は、人口の４人に１人がかかっている日本の国民病です。

睡眠時無呼吸症候群（ＳＡＳ）における**高血圧の合併率は15～50％**。ＳＡＳが原因となって夜間に血圧が急激に上昇するため、**二次性高血圧**と呼びます。研究では、ＳＡＳが重症化するにつれて、高血圧合併の頻度が高まるとされています。

ＳＡＳによる高血圧は、夜間に大きな血圧変動を起こすのが特徴です。無呼吸が起こった直後に、交感神経が刺激されて、血圧が大きく上昇します。ＳＡＳ治療を行っていなければ、２００㎜Ｈgを超えるような大きな血圧変動が見られることもあります。無呼吸が起こった直後に、急激な血圧変動を繰り返すので、血管の機能障害、血液凝固などが起こり、心臓と血管には大きな負担となります。ＳＡＳが原因の二次性高血圧では、**ＣＰＡＰ療法により、これらリスクを軽減**させることができます。

SAS合併

二次性高血圧の特徴

- ●降圧薬が効かない(治療抵抗性高血圧)
- ●夜間や早朝に高血圧となる
- ●心拍数増加を伴う高血圧
- ●若いうちから高血圧が発症する

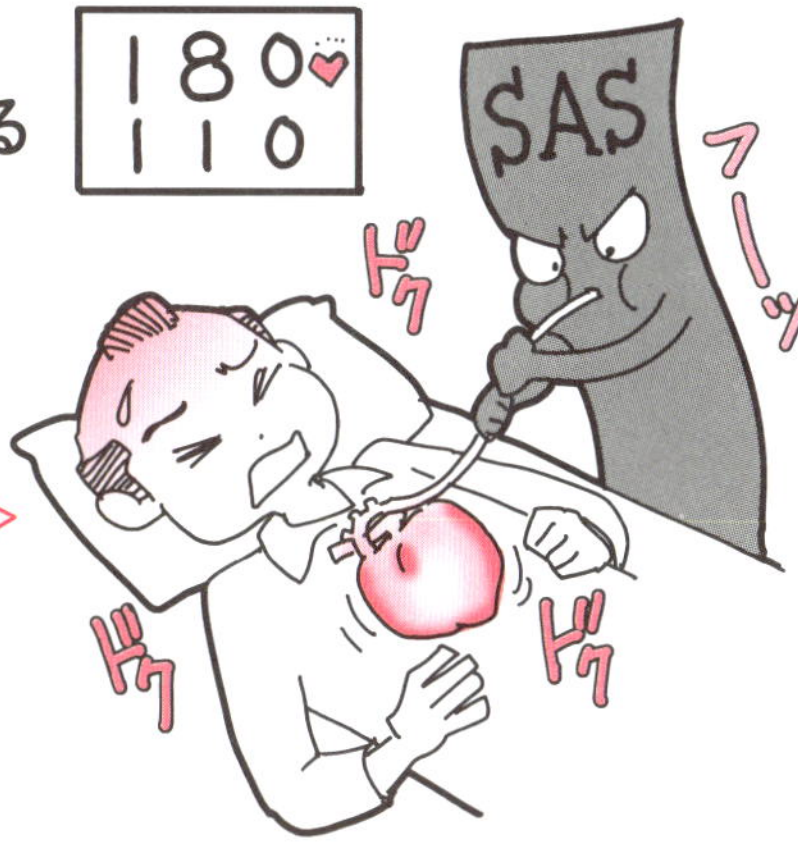

無呼吸が起こった直後に、急激に血圧が上がる。

SAS合併
二次性高血圧

↓

動脈硬化

↓

心筋梗塞、脳卒中

↓

死亡の可能性も!

CPAP療法で高血圧の進行を軽減できる!

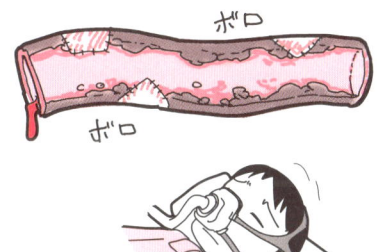

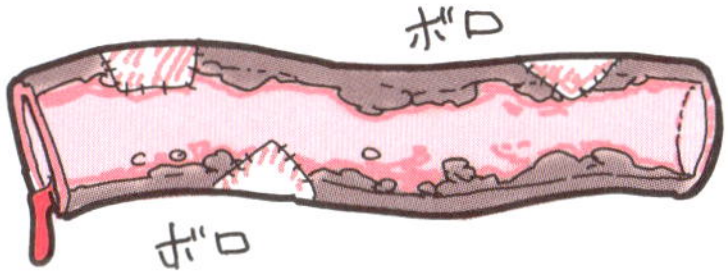

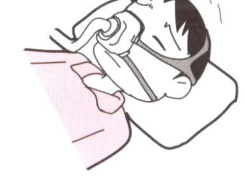

体中で病気を引き起こす血管ボロボロ——動脈硬化

睡眠時無呼吸症候群（ＳＡＳ）による二次性高血圧と同様に、**動脈硬化が進行する要因のひとつにＳＡＳ**が深く関わっています。

睡眠時に低酸素状態が長く続き、繰り返されることで、血管内部の細胞が炎症を起こし、次第に血管そのものが硬くなっていきます。血管に弾力がなくなり、裂けたり破れたり、内部が詰まりやすくなったりします。

ＳＡＳによって**動脈硬化が進行していくと、血管とつながっているさまざまな臓器に重大な病気**が起こります。心筋梗塞や狭心症などの心疾患、脳梗塞、脳出血、くも膜下出血などの脳血管の病気、血管が途中から裂けて出血する大動脈解離、慢性腎臓病などです。

ＳＡＳを治療することなく、動脈硬化をそのままにしておくと、これらのさまざまな臓器の疾患が悪化することになるのです。

SASが動脈硬化を悪化させる

生活習慣 → 動脈硬化の進行
SAS → 動脈硬化の進行
加齢 → 動脈硬化の進行

動脈硬化の進行

新鮮で栄養のある血液が
適切に運ばれなくなる

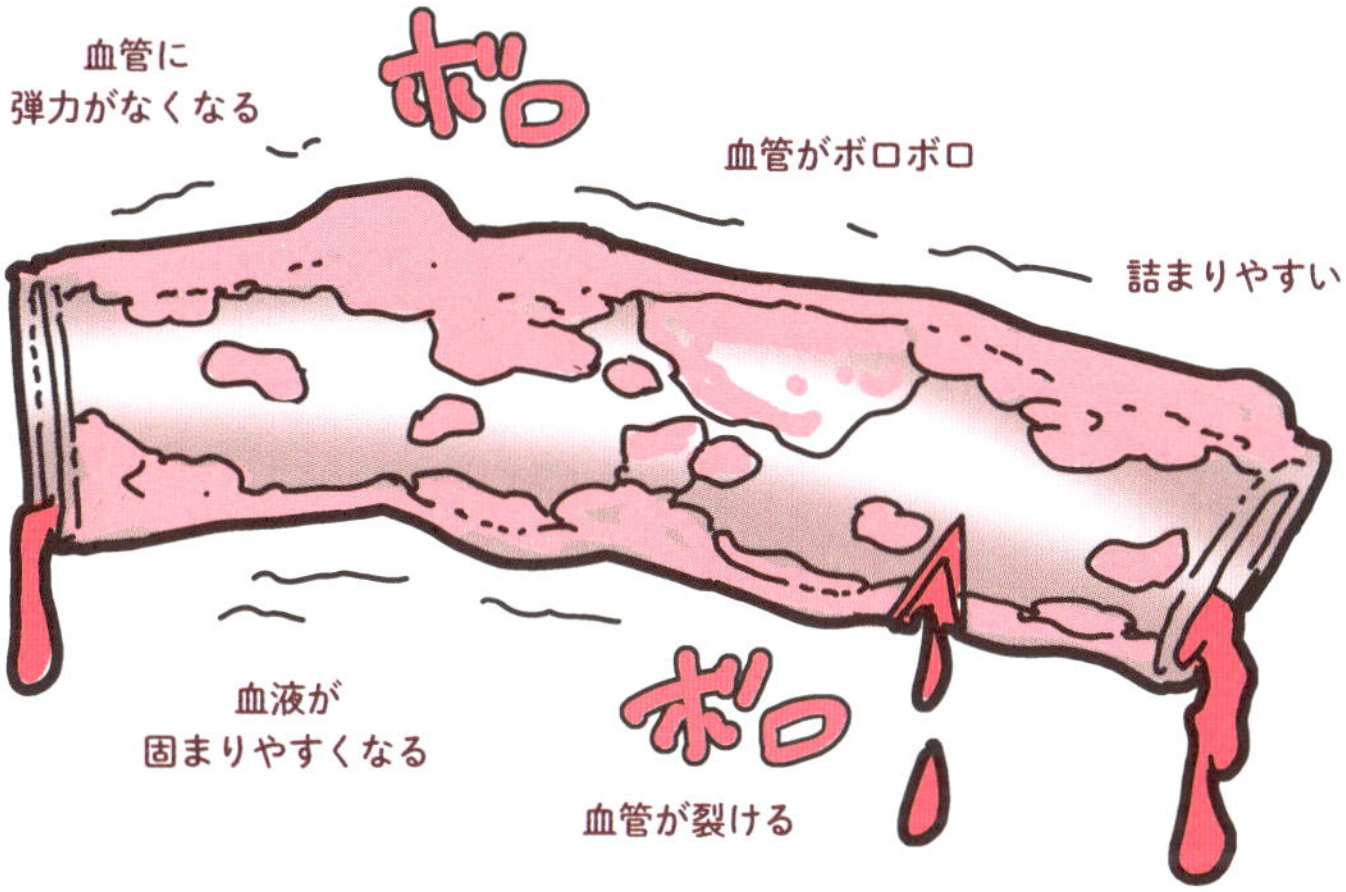

**動脈硬化は、初期症状がほとんどないまま
進行していく恐ろしい病気。身体の変調に気づく頃には、
臓器はかなりのダメージを負っている**

就寝中のサドンデスを引き起こす可能性
——心臓突然死

重症の睡眠時無呼吸症候群（ＳＡＳ）では、心筋梗塞や心室性不整脈などの**心血管疾患を合併し、突然死（サドンデス）の頻度が高まる**といわれています。

ＳＡＳに関連した突然死では、睡眠中に何度も無呼吸に陥り、低酸素血症になって、心臓に大きな負担をかけたことが原因となって、突然死に至るのではないかと考えられています。心疾患の発作は、健常者では午前６時～正午にもっとも多いのに比べて、ＳＡＳ患者は午前０時～６時がもっとも多いことからも、睡眠時に無呼吸に陥ったことが、突然死の要因になっているのではないかと推察されています。

日本の追跡調査では、**２９４名のＳＡＳ患者のうち約５年後に死亡したのは18名。そのうち心筋梗塞や脳梗塞による突然死は８名**でした。

ＳＡＳによる突然死の原因については、これからの調査研究が待たれます。

突然死(サドンデス)とSAS

SASは、心臓や血管といった
循環器系に大きなダメージを与える深刻な病気です。
働きざかりの突然死を招いているのは、
SASの可能性が高いといわれています。

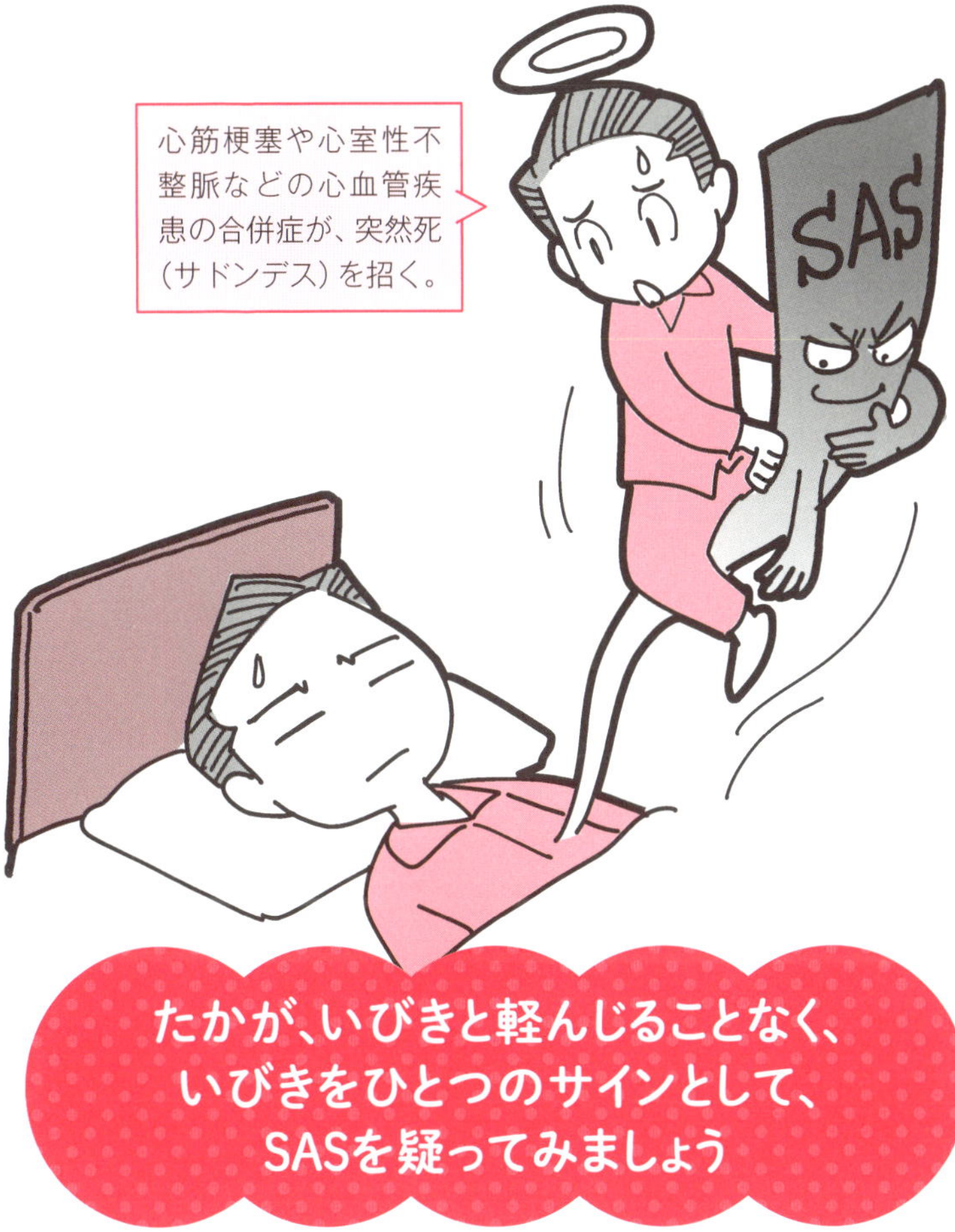
心筋梗塞や心室性不整脈などの心血管疾患の合併症が、突然死(サドンデス)を招く。
SAS

**たかが、いびきと軽んじることなく、
いびきをひとつのサインとして、
SASを疑ってみましょう**

胃酸の逆流で逆流性食道炎を起こす——胃食道逆流症

胃食道逆流症とは、胃の中の酸が食道へ逆流することによって、胸やけなどの不快な症状、食道炎などが起こる病気です。食生活の欧米化に伴って国内で増加傾向にあり、現在では**成人の10～20％がかかっていると**いわれています。

睡眠時無呼吸症候群（ＳＡＳ）患者には、夜間の胃食道逆流症が多く、その関連性が指摘されています。胃食道逆流症は、胃酸以外に、空気が逆流したときにも症状が生じます。これは、夜間の無呼吸時に上気道が閉鎖した状態で無理に呼吸をしようとするため、胸腔内の圧力が下がって、胃の内容物が逆流しやすくなると考えられます。

しかし、ＳＡＳを合併した胃食道逆流症患者の研究では、平均30カ月のＣＰＡＰ療法によって、**胃食道逆流症の頻度が48％減少し、ＣＰＡＰ圧に比例して症状の改善率が向上**したという報告があります。

胃食道逆流症とSASの関連

症状

- □ 胸やけ
- □ 酸っぱい液体が上がってくる
- □ 食道の粘膜がただれる（食道炎）
- □ 食後に不快感が起こる

原因

- □ 食道の蠕動《ぜんどう》運動《うんどう》（食べ物や飲み物を食道から胃に送るはたらき）に問題がある
- □ 胃と食道のつなぎ目が上にせり上がる食道《しょくどう》裂孔《れっこう》ヘルニアがある

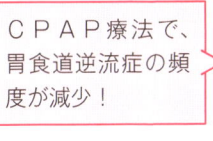

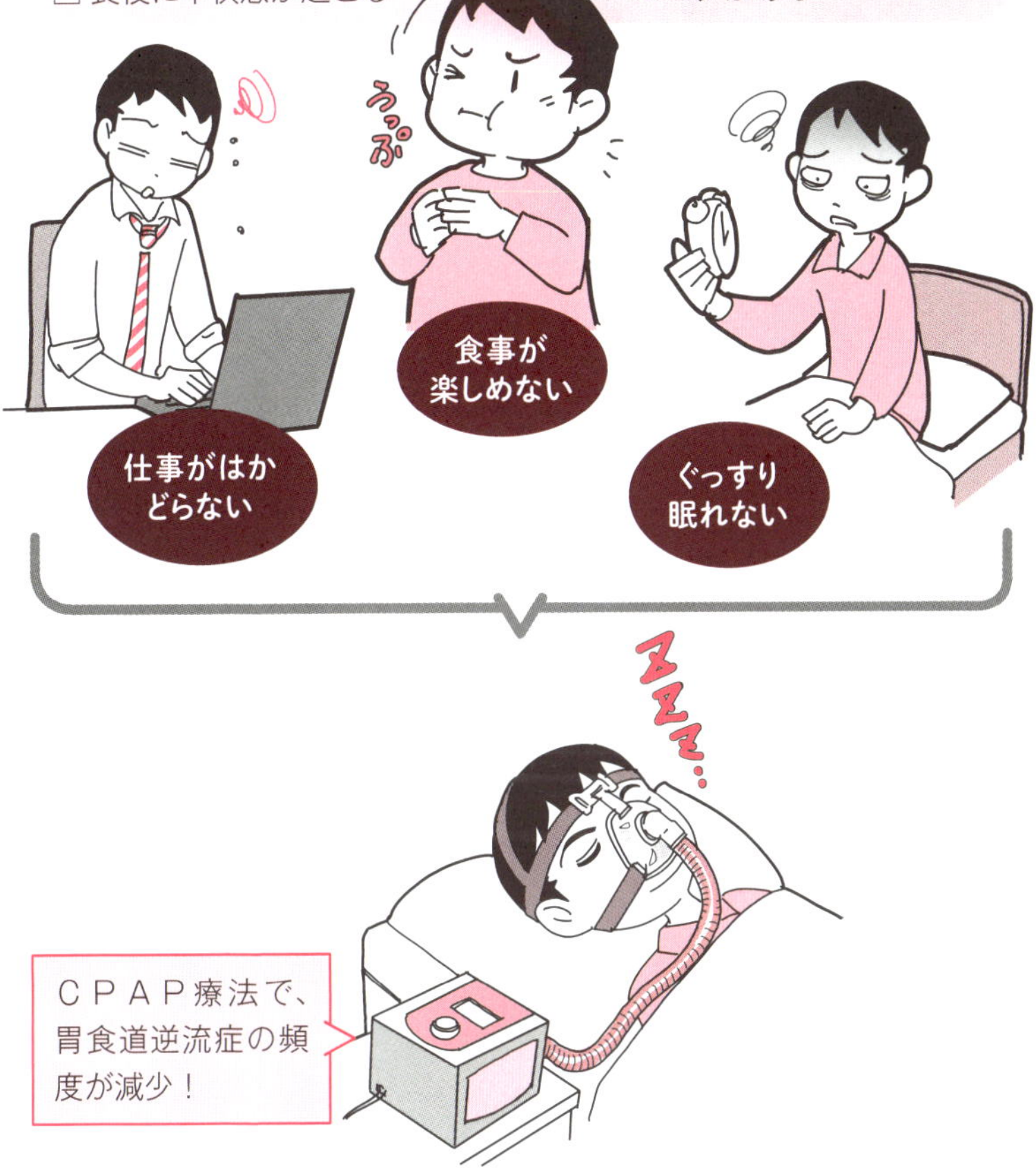

仕事がはかどらない
食事が楽しめない
ぐっすり眠れない

肝硬変や肝がんの可能性
——非アルコール性脂肪性肝疾患

最近多い肝臓の病気が、**非アルコール性脂肪性肝疾患**です。

非アルコール性脂肪性肝疾患では、お酒を飲まないのに脂肪肝が発症します。非アルコール性脂肪肝が進行すると、非アルコール性脂肪肝炎から肝硬変や肝がんに進んでいく怖い病気です。一度、肝硬変や肝がんになった肝臓は元に戻りません。

非アルコール性脂肪性肝疾患の原因は、生活習慣の乱れ、内臓肥満、ストレス、昼夜逆転の仕事、睡眠不足、そして睡眠時無呼吸症候群（ＳＡＳ）です。

国内で非アルコール性脂肪肝になっている人は、推定で１００～２００万人と考えられています。肝がんの原因としても増えつつあります。

研究では、非アルコール性脂肪性肝疾患の重症患者とＳＡＳの重症度には深い関連があるとされており、**ＣＰＡＰ療法で症状の改善が認められた**という報告があります。

非アルコール性脂肪性肝疾患とSAS

●肝臓に脂肪がたまっている
●飲酒の習慣がない
●脂肪肝が起きる要因が考えられない
●B・C型肝炎ではない

原因
生活習慣の乱れ、内臓肥満、ストレス、昼夜逆転の仕事、睡眠不足、SASなど

非アルコール性脂肪肝からの道のり

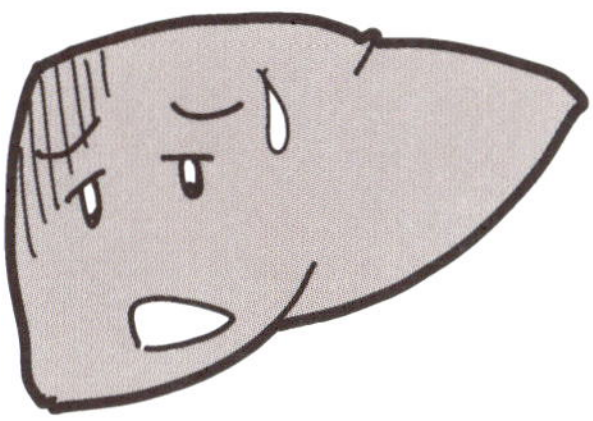

非アルコール性脂肪肝炎
↓
肝硬変
↓
肝がん

CPAP療法で進行を抑える!

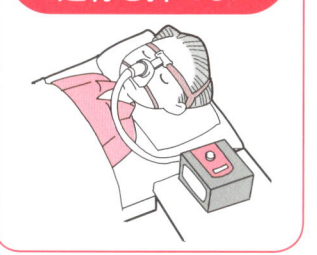

肝硬変や肝がんになると、肝臓は元に戻らない。

全身麻酔や手術が無呼吸を起こすリスク——周術期管理

睡眠時無呼吸症候群（ＳＡＳ）患者の場合、健常者に比べると、手術に伴った合併症のリスクが高くなります。

手術前に**全身麻酔手術で使う麻酔薬、筋弛緩薬、鎮痛剤**などは、上気道の筋肉を弛緩させて、気道をふさぎ、無呼吸を起こしてしまう可能性があります。手術後も、麻酔やあお向けで寝かされていることによって、**激しい低酸素血症**を引き起こす可能性が高くなります。これは、**ＳＡＳの外科的手術を行う際にも、十分に注意しておかないといけないリスク**です。まだＳＡＳ治療を受けていない、ＳＡＳの疑いがある人も、その点を医師に伝えておきましょう。病院では、ＳＡＳ患者が手術を受ける場合には、手術前からＣＰＡＰ療法を行い、手術後も点滴などの管を抜いた直後からすぐ、ＣＰＡＰ療法をはじめるように配慮して、周術期管理を行っています。

SAS患者は全身麻酔や手術で無呼吸や低酸素血症を起こすリスクが高い

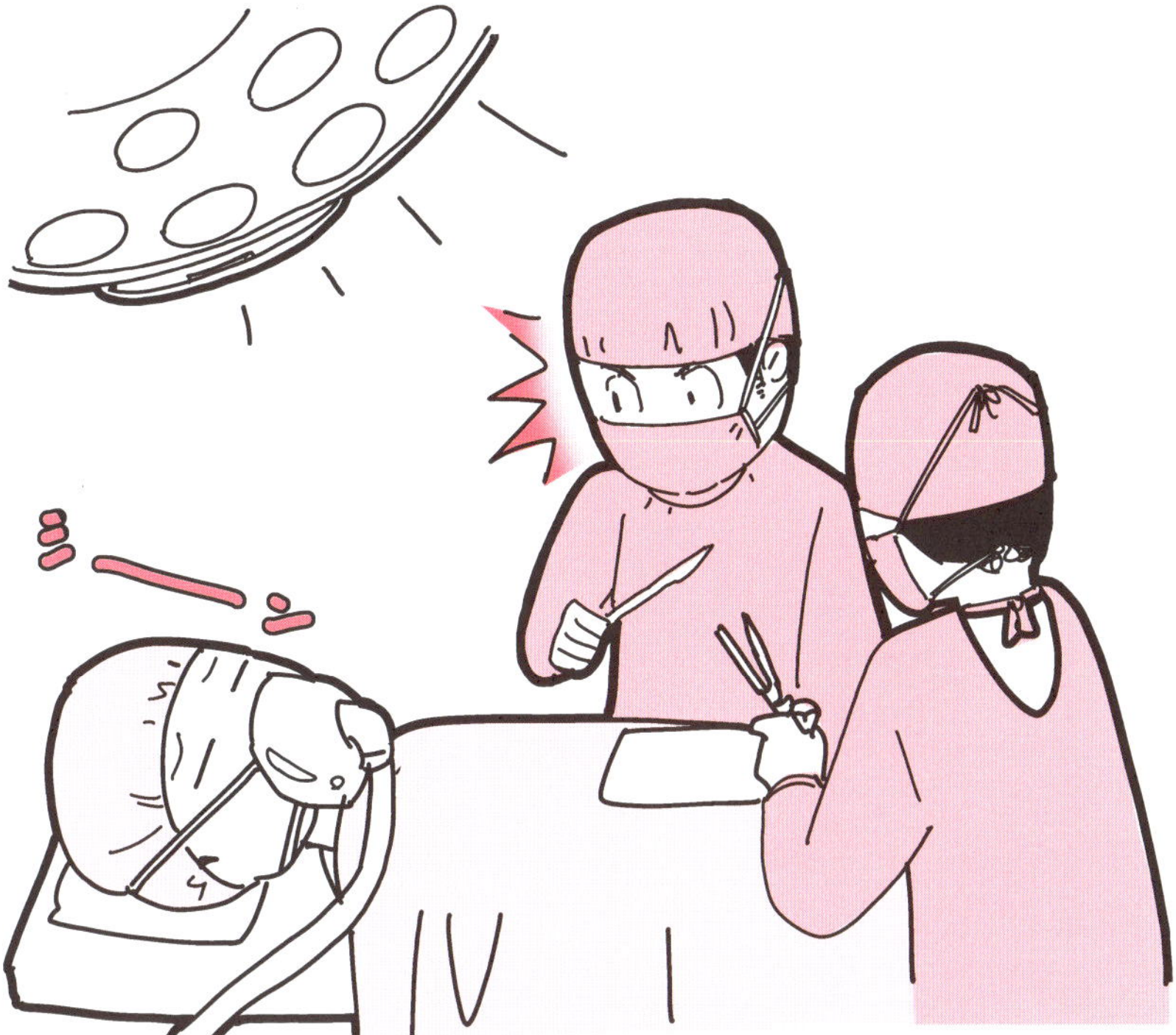

考えられるリスク

- SASの合併症（高血圧、糖尿病なども）が、手術のリスクとなる
- 肥満、上気道狭窄、小顎症も、手術時の挿管に問題が起こりやすい
- 全身麻酔による、無呼吸や低酸素血症の可能性

子どもの成長不良や注意欠如など——発育障害、発達障害

子どもでも、さまざまな原因から睡眠時無呼吸症候群（SAS）を発症します。**乳幼児の場合は、脳の呼吸中枢の未発達や障害などが主な原因**とされ、乳児の突然死の一因ではないかと考えられています。小児になると、全体の1~5%がSASであるといわれています。**3~6歳児の場合はアデノイドや扁桃腺肥大によるSAS、小学生から中学生には肥満に伴うSAS**が多く見られます。

心身の成長や発達時期の子どもがSASになると、健康状態や気質にも大きな影響を及ぼすことがあります。特に小児SASでは、成人の症状と異なり、慢性的な低酸素血症による発育障害や発達障害、学力低下などが深刻な問題です。なぜSASが**ADHD（注意欠陥・多動性障害）**などを引き起こすか、原因はまだ明らかではありませんが、SAS治療を行った結果、落ち着きや集中力が改善することが報告されています。

小児SASによる発育障害

胸郭変形疾患《きょうかくへんけいしっかん》

長期間、小児SASが続いた重症例では、成長ホルモンの分泌不足による、低身長、夜尿症、漏斗胸、鳩胸などの胸郭変形疾患、軽度の難聴などを起こす場合があります。

鳩胸

前胸部の骨が突出している状態。自覚症状はあまりない。

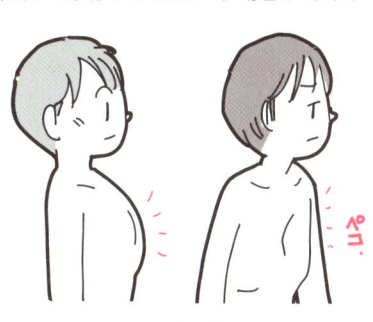

漏《ろう》斗《と》胸《きょう》

胸の正面の胸骨が凹んでいる状態。肺や心臓が圧迫されて痛みや息切れがあれば、手術を行う必要がある。

睡眠中の異常呼吸による骨の変形

小児SASによる発達障害

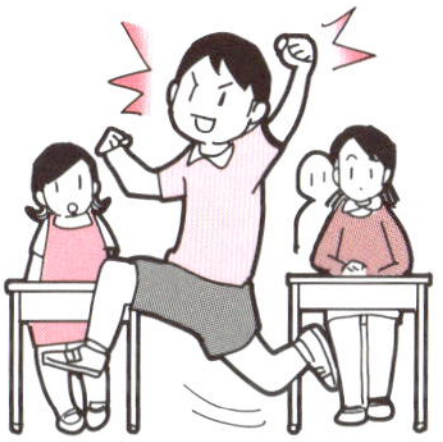

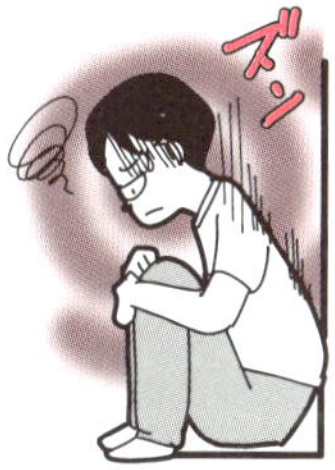

ADHD（注意欠陥・多動性障害）

注意欠如、集中できない、ものを忘れる、協調性がない、などの発達障害。

学力の低下 引きこもり

学習障害、不登校、引きこもりなど。

小児ＳＡＳでは、ＳＡＳ治療を早めにはじめることで、発育障害や発達障害が予防できる場合もある。適切な治療と、長期的な見守りが必要だ。

アルツハイマー型認知症にSAS患者が多い――認知症

最近注目されているのが、**睡眠時無呼吸症候群（SAS）と認知症の関係**です。

SASでは、比較的軽症ではありますが、物忘れ、注意力の散漫、記憶力の低下などの認知機能障害を発症することがあります。

これは睡眠中の脳の低酸素状態と睡眠の分断化によって、**記憶をつかさどる海馬《かいば》と前頭葉の神経細胞にダメージ**が起こることからきているといわれています。しかしSASと認知機能障害の詳細な関連性については、まだまだ今後の研究が必要です。

欧米では、**入院中のアルツハイマー型認知症患者の50%にSASがある**と報告されています。日本では、**認知症患者の29%が中等症のSAS**だったという報告もあります。

今後は、SASを発症している軽度の認知症患者の場合には、CPAP療法を行うことによる認知機能の改善が期待されています。

SASと アルツハイマー型認知症の関係

アルツハイマー発症は、アミロイドβが関与している

睡眠不足、無呼吸

低酸素状態、睡眠の分断

脳の萎縮

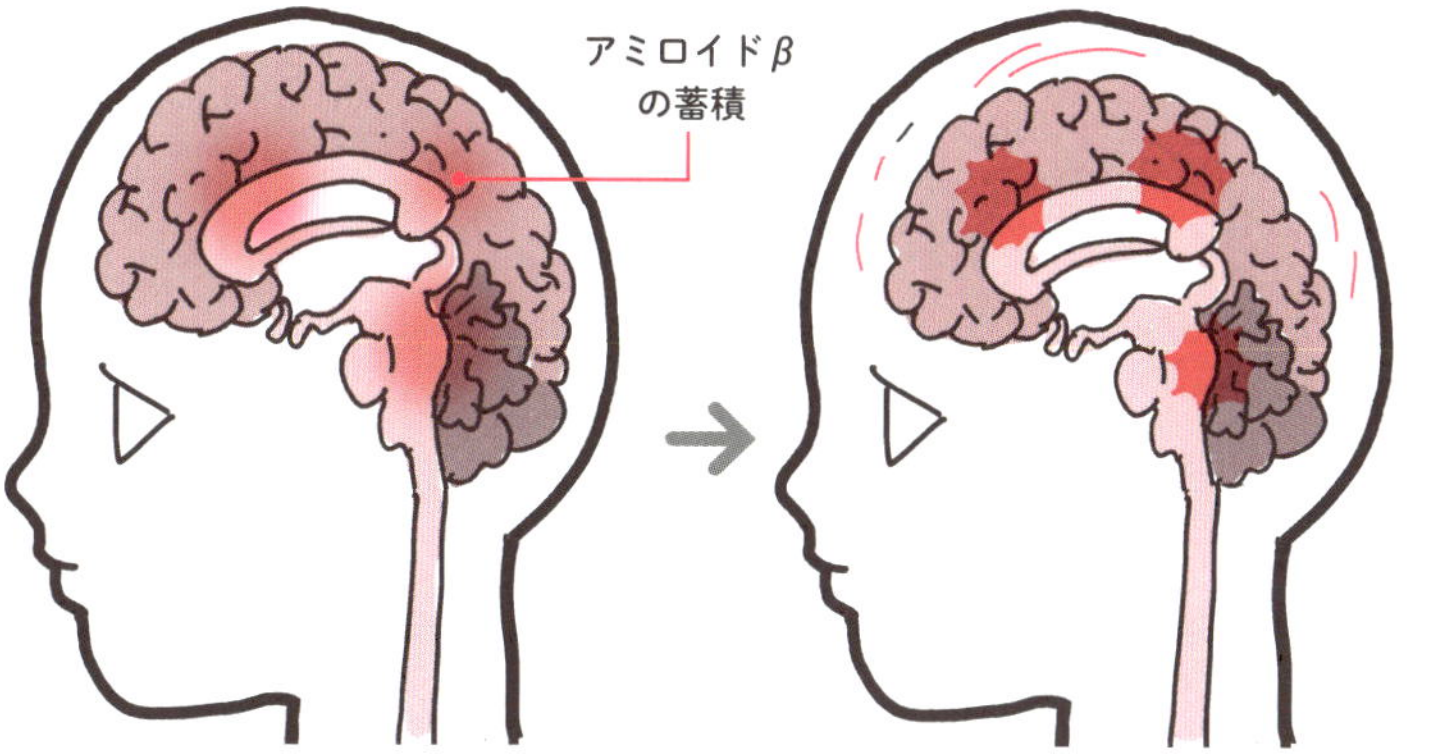
アミロイドβ
の蓄積

SASがアルツハイマーの引き金に?

ＳＡＳによる慢性の低酸素状態は、アルツハイマーの引き金である、アミロイドβの蓄積を促すといわれています。

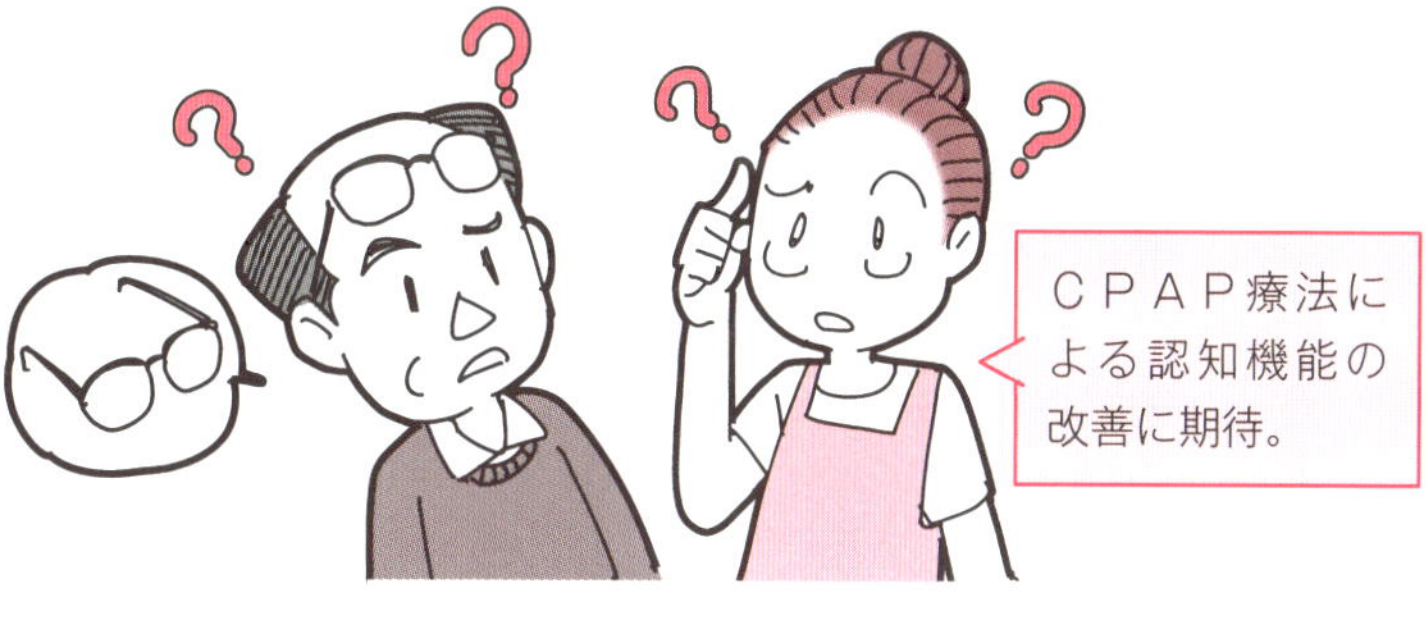
ＣＰＡＰ療法による認知機能の改善に期待。

治療に効果がなければSASを疑う——うつ病

起床時の頭痛、眠れない、中途覚醒、だるい、イライラする、倦怠感など、**うつ病の症状は、睡眠時無呼吸症候群（SAS）と共通**しています。

実際、SAS患者が、うつ病や自律神経失調症と診断されてしまうことは、多々あります。うつ病の治療をしていたけれど、**セカンドオピニオンによってSASと診断**され、CPAP療法が効果を上げて、抑うつ症状が解消したという患者さんもいます。

SAS患者における精神疾患の併発頻度を調査した研究では、うつ病の併発が12・1%ともっとも多く、CPAP療法で適切な治療を受けて睡眠が正常化すると、**うつ症状が改善**することが明らかになっています。

最近では、うつ病患者の診断時に、積極的にSASの可能性も疑うようになりつつありますが、うつ病の治療に効果がなければ患者さん自身もSASを疑ってみてください。

SAS患者におけるうつ病はCPAP療法で改善傾向

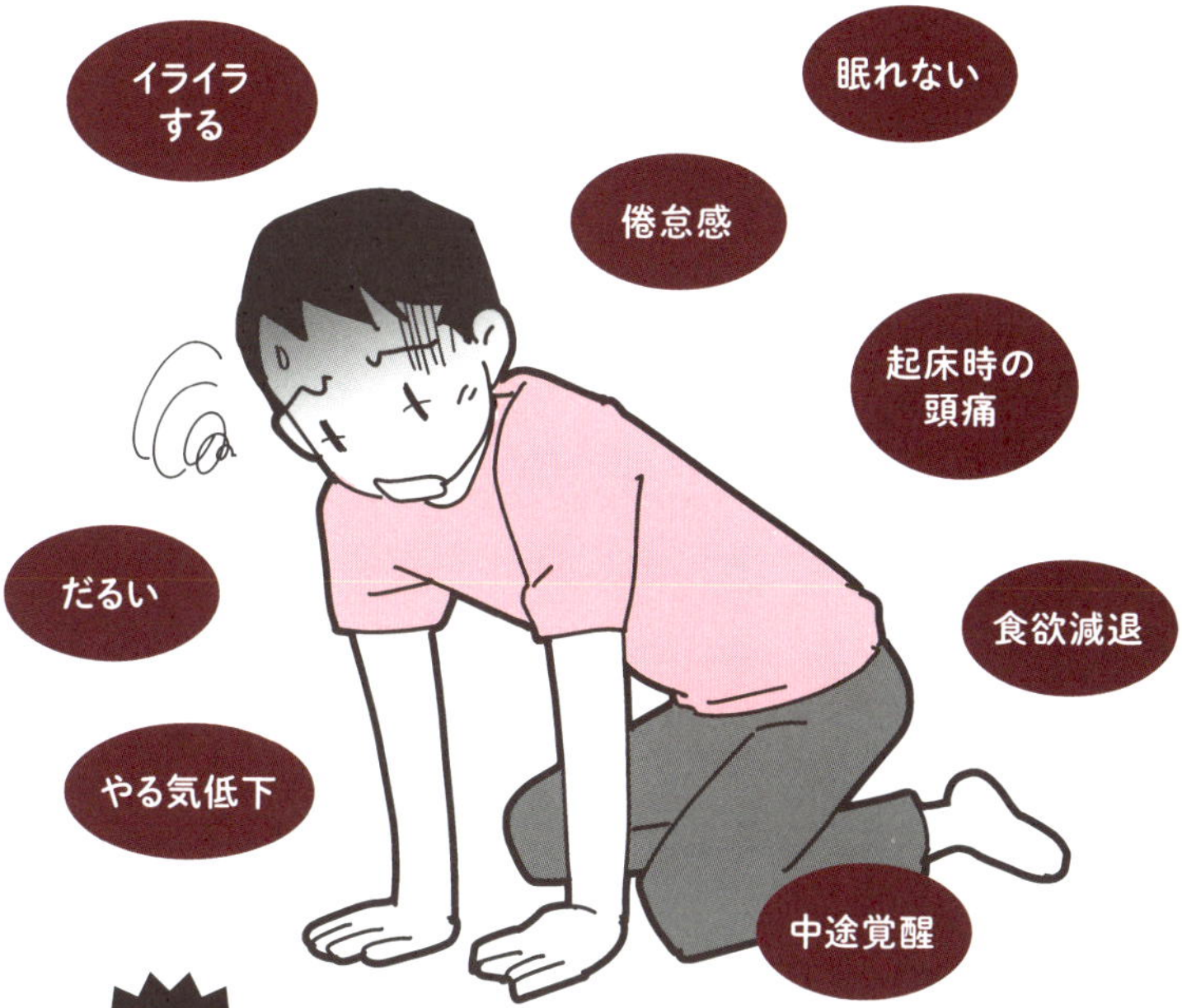
イライラする
眠れない
倦怠感
起床時の頭痛
だるい
食欲減退
やる気低下
中途覚醒

注意 SASは、うつ病とまちがいやすい
うつ病の処方で効果がなければSASの可能性!

処方される睡眠薬にも注意を!

うつ病の診断で処方されることの多い、睡眠導入薬などの睡眠薬は、睡眠中の筋肉を弛緩させて、気道をふさぐ原因となります。睡眠薬の服用には注意してください。

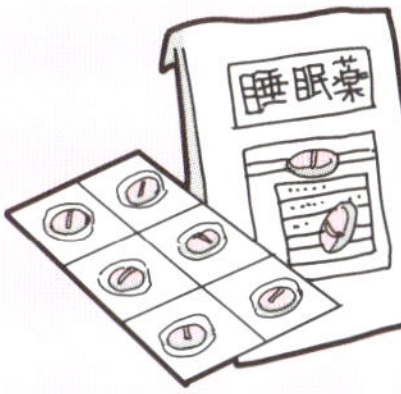

男性の精子と女性の卵子は夜つくられる——不妊症、流産

不妊症に悩むご夫婦は増加傾向にありますが、**睡眠時無呼吸症候群（SAS）も、男女の妊娠のしやすさに深い関わり**があります。精子検査で精子数が減少している男性の中には、SAS患者も少なくありません。欧米の睡眠障害研究では、睡眠障害は精液の質の低下に関係するという発表論文があります。この研究では、重い睡眠障害の男性は、そうではない男性に比べて、精液中の精子濃度が29％低く、正常な精子の数が少ない割合が高かったと報告されています。また女性では、睡眠に関連したホルモンであるメラトニンを摂取させると、体外受精における受精率と妊娠率が上昇したという日本の研究があります。

質のよい睡眠は、精子や卵子の質や、妊娠成功率にまで関わってきます。

また、**流産を繰り返す女性がSASと診断**されたケースもあります。重症SAS患者の妊婦さんは、流産や胎児の障害に結びつく可能性があるので注意が必要です。

睡眠の健康状態は、不妊や流産につながる可能性もある?

不妊の原因がSAS

不妊症にはさまざまな原因があるが、血液や血管、ホルモン分泌に問題を起こすＳＡＳが、精子や卵子に及ぼす可能性も大いに考えられる

妊娠をきっかけにSAS

妊娠をきっかけにＳＡＳを発症。ホルモンバランスの崩れ、体重増加によって気道がふさがれる

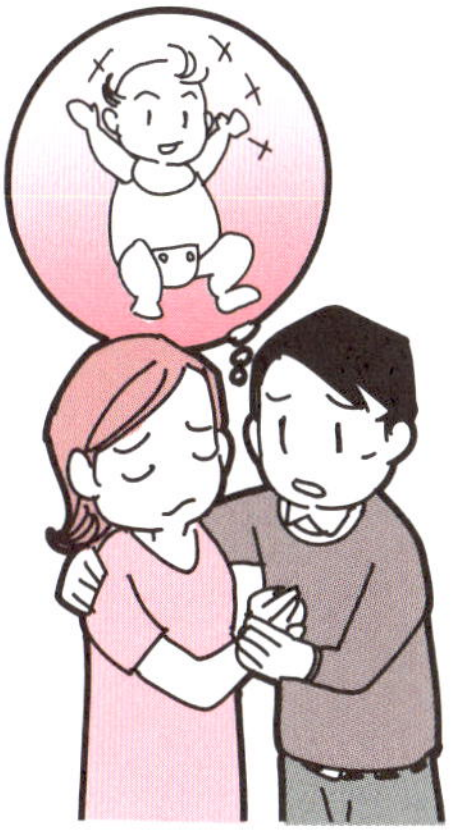

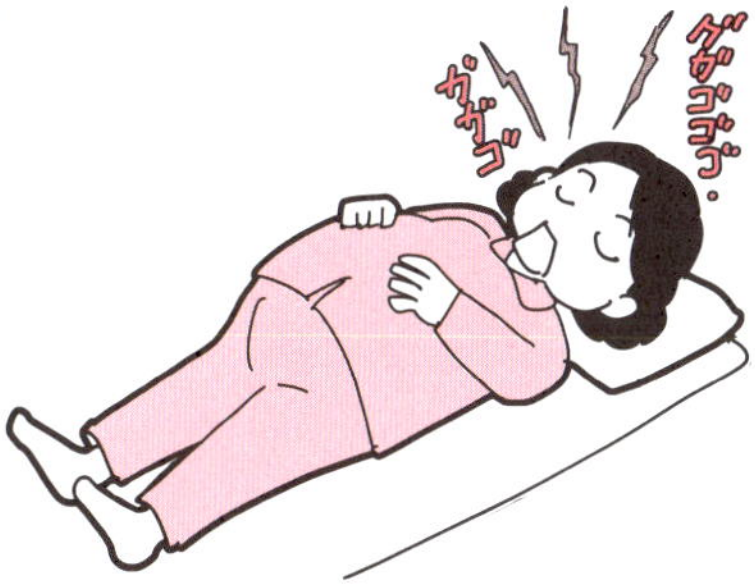

ＳＡＳ治療後に、正常な妊娠、出産を迎えたケースも多い！　まずは検査と治療を！

重症SASの妊婦さんの注意点

重症のＳＡＳ患者が妊娠すると、本人のみならず、胎児が血液中の酸素が足りない低酸素血症となって、脳の障害や流産に結びつく可能性がある。

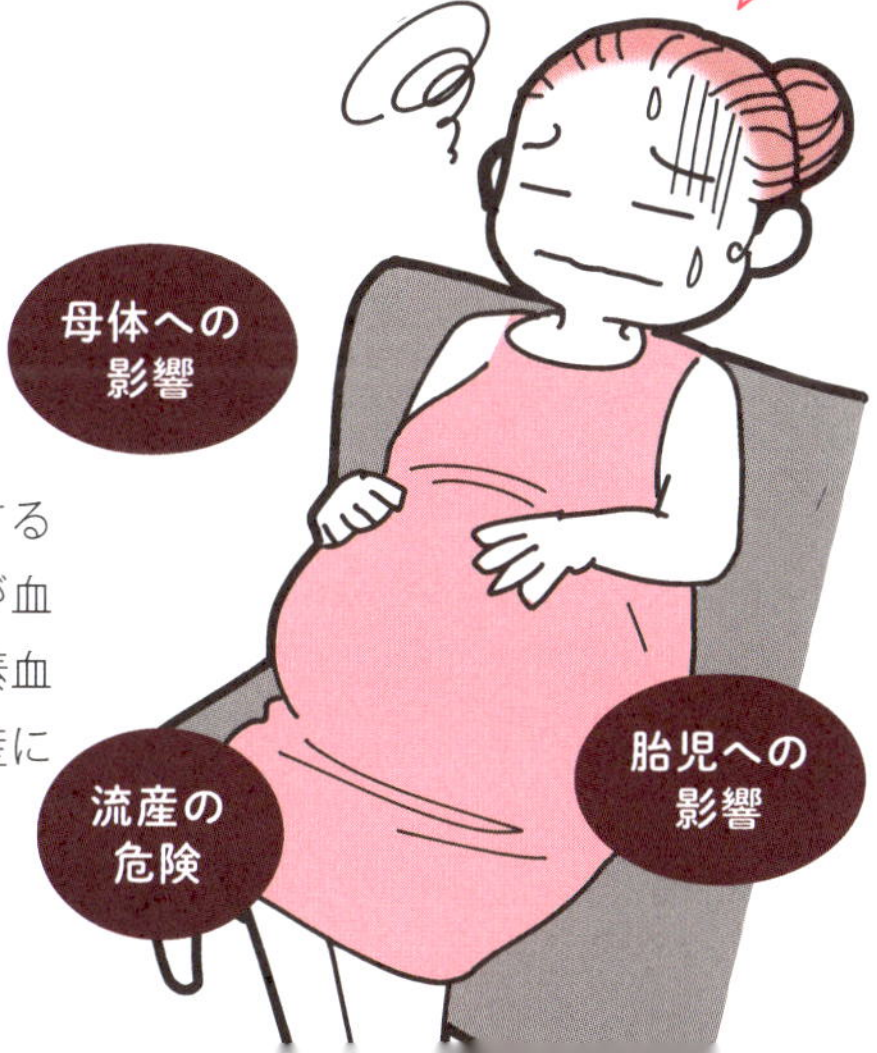

不眠症状が似ている更年期障害、むずむず脚症候群（レストレッグ症候群）

女性は、女性ホルモンが呼吸中枢を刺激してSASが起こりにくいため、睡眠時無呼吸症候群（SAS）の患者数が少ないといわれています。しかし、女性ホルモンが減少する50歳代以降の**閉経後の女性にSAS患者が増えて**います。

いびき、不眠、汗をかく、落ち込むといったSASの症状が、更年期障害と似ているため、**更年期障害と勘ちがいする**人も少なくありません。更年期障害の治療ではよくならないため、ポリソムノグラフィー検査を受けてはじめてSASと判明した女性もいます。

また**「むずむず脚症候群」も、60～70歳代の女性に多い病気**です。夕方から夜にかけての就寝中に、かゆみや不快感を脚に感じます。ドーパミンの機能障害、SAS、鉄分不足により、末梢神経の異常が起こっていると考えられています。これらは、病院で正しく診断されることが少ないため、気になったらSASの検査を受けることをおすすめします。

更年期障害の症状

睡眠障害を中心にした不快感がひどい場合はSASを疑ってみる

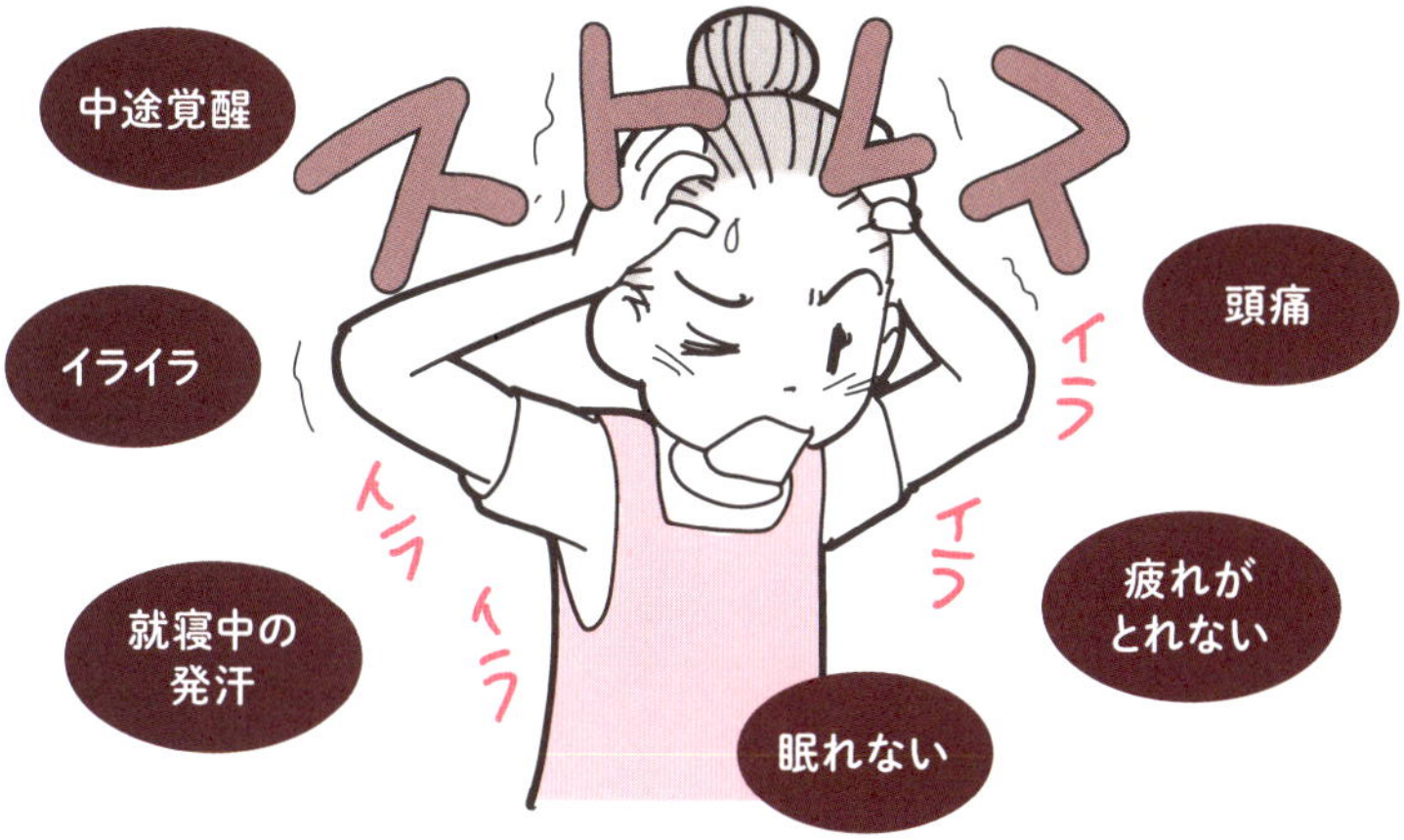

むずむず脚症候群の症状
(レストレスレッグ症候群)

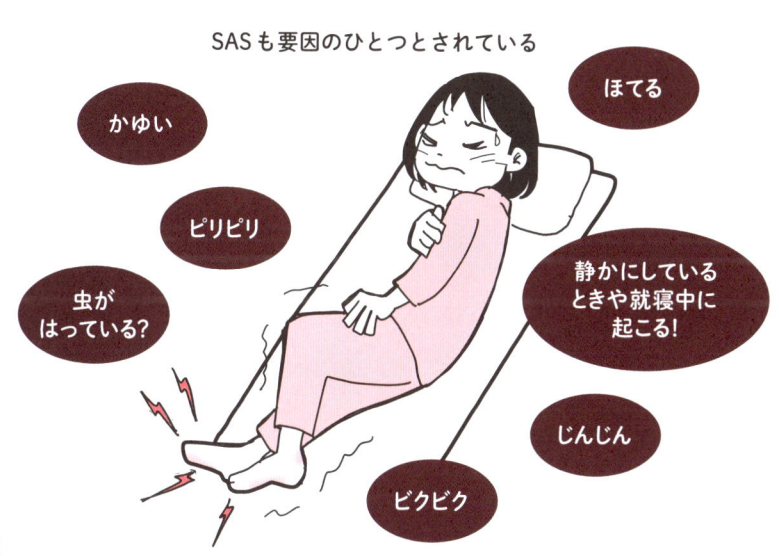

SASも要因のひとつとされている

CPAP療法によって改善の可能性
――ED（勃起障害）

ED（勃起障害）は、勃起不全によって満足な性交が行えなくなる病気です。40歳以上の日本人男性の3人に1人がEDだともいわれます。

欧米では、SAS患者のED合併率は68・8％という報告があります。

睡眠時無呼吸症候群（SAS）によるEDの原因は、まだ研究中ですが、レム睡眠障害によって夜間勃起現象が阻害されたことによる海綿体のダメージ、血流障害、交感神経の過剰興奮、男性ホルモンの低下などの理由が推定されています。

SASのあるED患者17名に1カ月間CPAP療法を施した実験では、13名でEDが改善しました。ある調査では、ED治療薬とCPAP療法の併用で治療効果はさらに高まる一方で、ED治療薬のひとつであるバイアグラでは、鼻詰まりの副作用があるため口呼吸になり、SASの悪化をもたらすという報告もあります。

EDもSASも、治療していない潜在患者が多い病気

40歳以上の 男性3人に1人

国内ED患者数 推計1,130万人

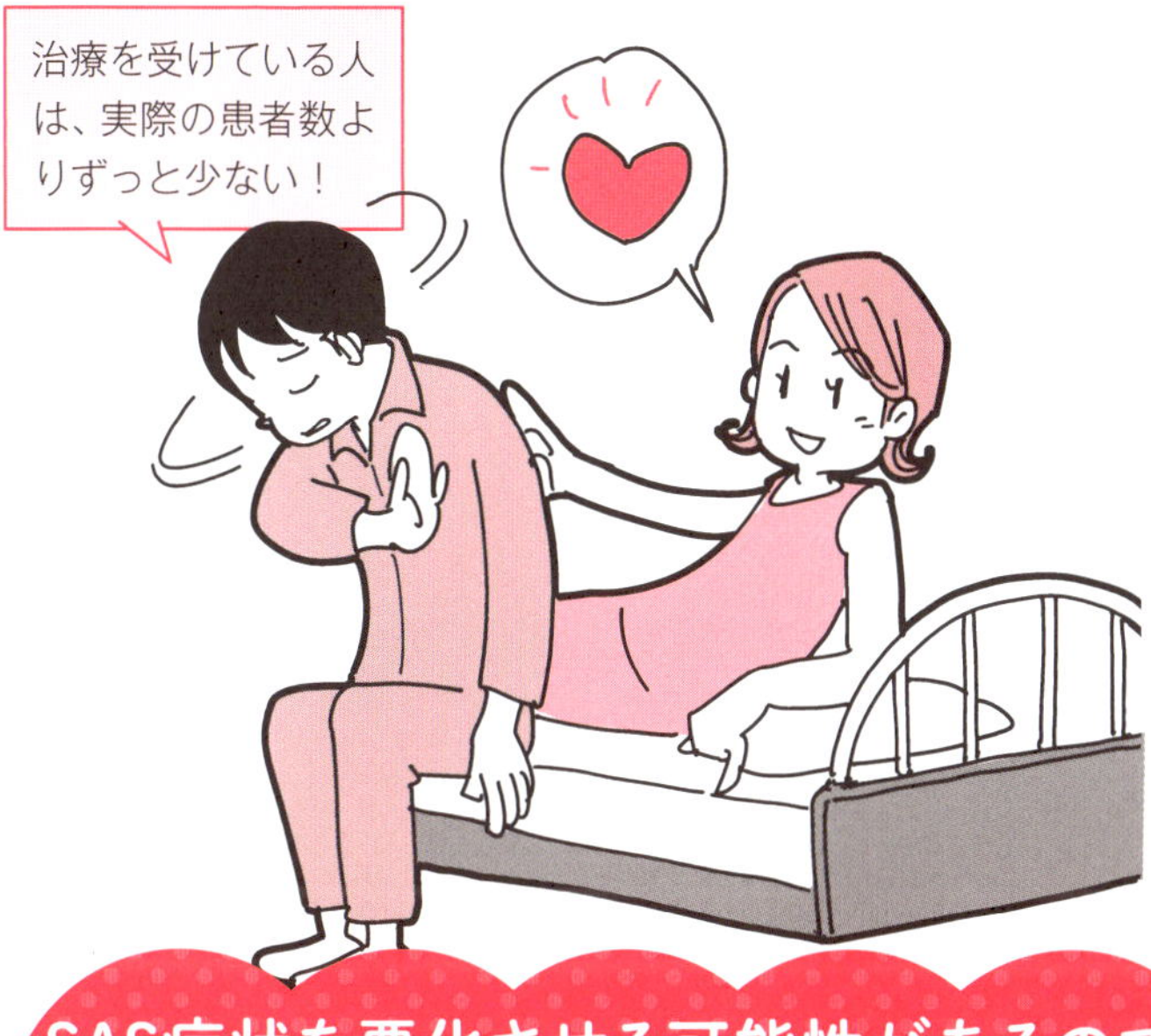
治療を受けている人は、実際の患者数よりずっと少ない！

SAS症状を悪化させる可能性があるので、SAS患者は、SASを引き起こすED治療薬を自己判断で服用するのは危険!

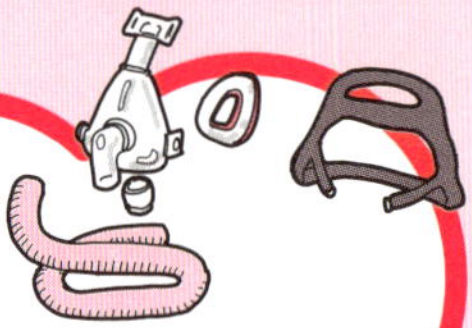

COLUMN 5

CPAPの手入れ

ＣＰＡＰのマスクやホースは毎日手入れして清潔にしましょう。毎朝使い終わったら、マスクの顔に触れる部分や額パッドをウェットティッシュなどで拭き取ってから、から拭きします。チューブは、湿っていたら陰干しします。週に一度は、分解したマスクとホースを、薄めた中性洗剤で洗ってから拭いて陰干しします。ヘッドギア（バンド）はネットに入れて洗濯機でも洗えます。ＣＰＡＰ機器のフィルターは、メーカーの取扱説明書に従って、フィルターの手入れや交換を行います。分解したマスクを元に戻すときにクッションがうまくついてないと空気漏れの原因になるので注意しましょう。毎日手入れすることで、機器の点検にもなります。大切なコンパニオンです。欠かさず手入れしてください。

第5章

自宅で！　病院で！
最新の検査方法と治療

睡眠外来で行う検査、診断、治療方法をご紹介します。

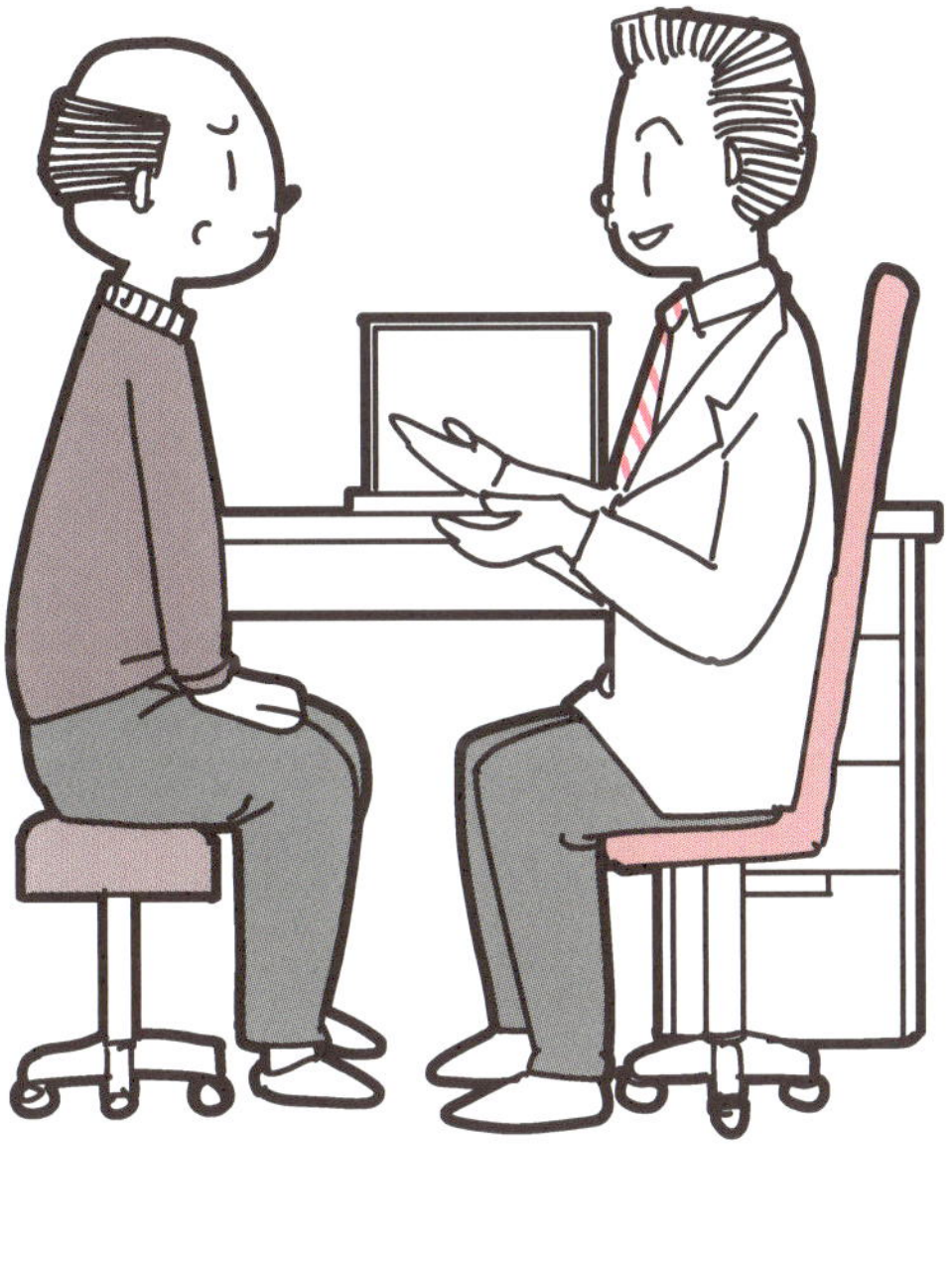

睡眠外来の専門医を受診する

いびきや無呼吸が気になって病院を受診しようとするときに、患者さんが一番困るのがどの病院を受診すればよいかということです。

睡眠時無呼吸症候群（ＳＡＳ）の診療を受けつけている診療科は、**内科、呼吸器科、循環器科、耳鼻咽喉科、精神神経科など**、多岐にわたっています。医療機関によっては、**睡眠外来、いびき外来、睡眠センター**という名前で外来を受けつけていることもあります。

睡眠医療専門の医師や睡眠専門医療機関は、まだ数が少なく、都市部に限られていることが多いですが、**できれば睡眠の専門医療機関を探して受診**するようにしてください。

専門医療機関は、ＳＡＳ検査やＣＰＡＰ治療に対応しており、適切な治療を受けることができます。日本睡眠学会の認定による専門医療機関リストは、巻末の付録（１５７ページ）から調べることができます。

睡眠外来を受診するまでの流れ

いびき、無呼吸の症状に気づいた方

事業所でＳＡＳスクリーニング検査を受けて「要精密検査」と判定された方。検査結果表を必ず持参！

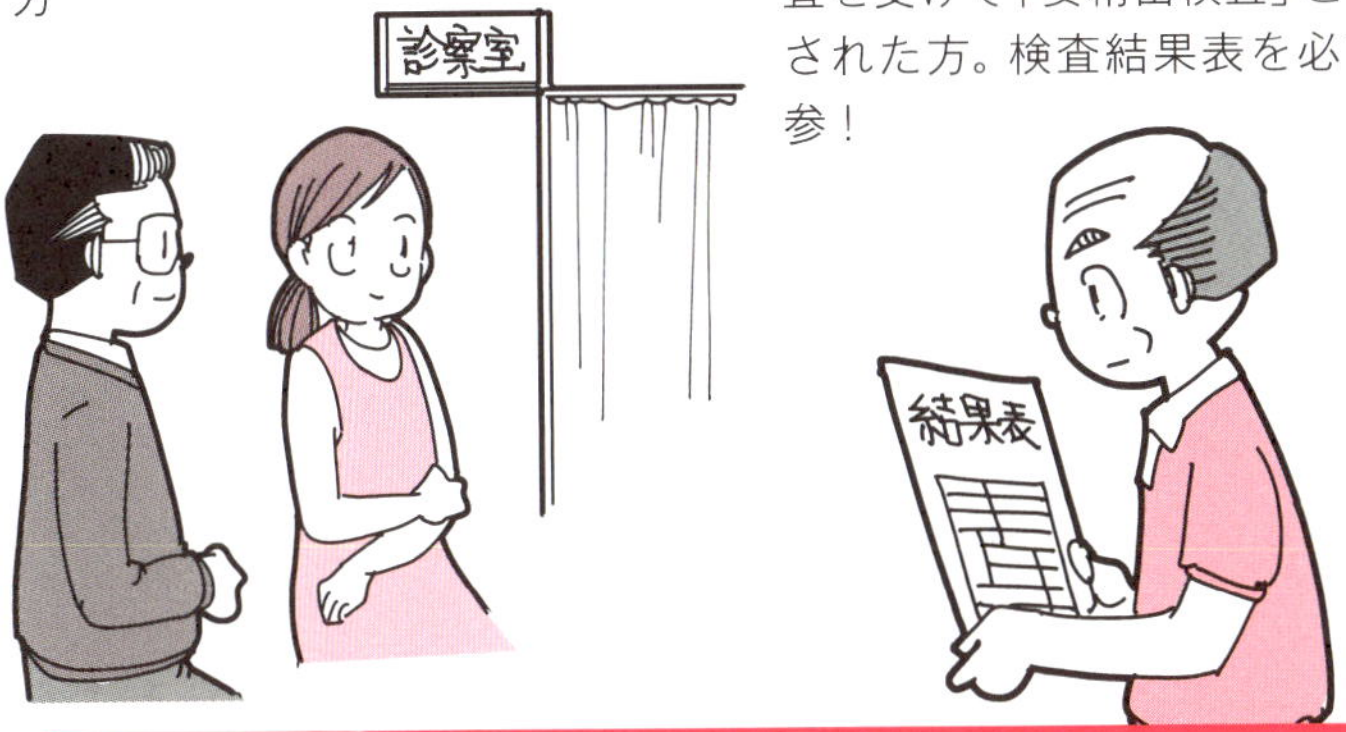

睡眠外来へ

睡眠外来のある診療科

・内科
・呼吸器科
・循環器科
・耳鼻咽喉科
・精神神経科　…など

睡眠専門医療機関

日本睡眠学会の認定専門医および専門医療機関→157ページ参照

受診を予約！

問診と検査の流れと費用

睡眠時無呼吸症候群（ＳＡＳ）診断では、医師による問診（自覚症状、日中の眠気の程度、生活習慣、基礎疾患の有無など）と眠気尺度評価（ＥＳＳ）を行ったうえで、他の病気との判別を行うための**スクリーニング検査**を行います。これらは自宅で実施できます。

さらにＳＡＳかどうかを調べるために、**いびきや呼吸を自宅でチェックする簡易検査**として簡易式**ポリソムノグラフィー**（ＰＳＧ）を実施。その結果を受けたのちに、**ＳＡＳの確定と重症度を診断するための精密検査**として、ポリソムノグラフィー（ＰＳＧ）や睡眠潜時反復検査（ＭＳＬＴ）を、病院に１泊または２泊して実施します。

ＳＡＳの検査には、健康保険が適用されます。費用に関しては保険負担金額によっても異なりますが、**目安として（３割負担の場合）、簡易検査で３千円前後、ポリソムノグラフィー（ＰＳＧ）で入院費用込みで３万円前後（３割負担）がかかります。**

SAS診断の流れ

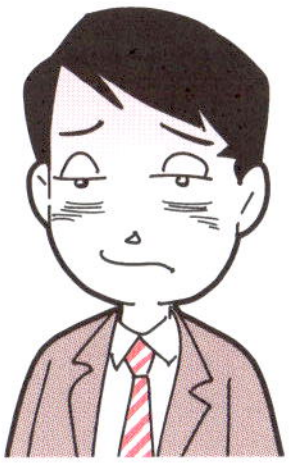

① **問診、眠気尺度評価（ESS）**

↓ 他の病気との判別

② **スクリーニング検査** ※自宅で実施
パルスオキシメータ法、エアフローセンサ法

↓ ＳＡＳかどうか？

③ **簡易式検査** ※自宅で実施
簡易式ポリソムノグラフィー（PSG）

↓ ＳＡＳの確定と重症度診断

④ **精密検査** ※1泊または2泊入院
ポリソムノグラフィー（PSG）
睡眠潜時反復検査（MSLT）

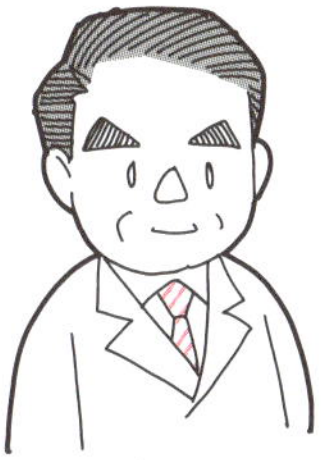

↓ 重症度によってはすぐに治療へ

⑤ **診断、治療方針の決定**
睡眠医療専門の医師がＰＳＧ、ＭＳＬＴなどの結果をもとに総合的に診断し、治療方針を決定

↓

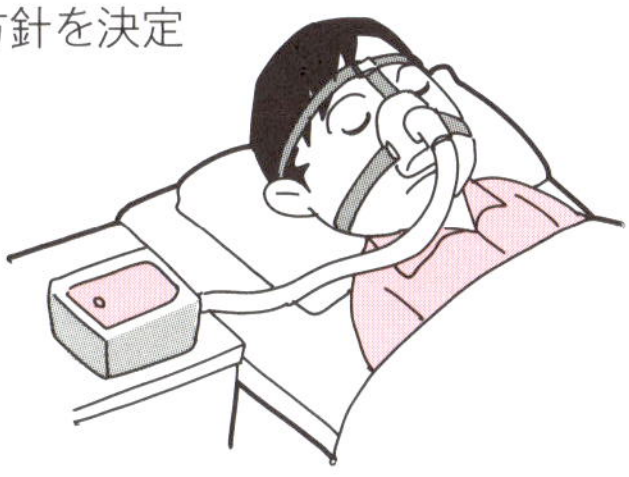

⑥ **治療へ** ※第6章参照

自宅で呼吸状態を調べるスクリーニング検査

睡眠時無呼吸症候群（SAS）のスクリーニング検査として、鼻の呼吸を調べる「エアフローセンサ法」と、血液中の酸素を調べる「パルスオキシメーター法」があります。

SASまたは別の病気なのかを簡易的に調べるために、病院から検査機器を患者に貸与して、患者は自宅で機器をとりつけて1晩（最低4～5時間以上）眠ります。

「エアフローセンサ法」では、鼻の呼吸の状態、いびきの音、気道の狭窄《きょうさく》などを調べます。「パルスオキシメーター法」では、血液中にどの程度の酸素が含まれているかを示す動脈血酸素飽和度、脈拍数を測定します。

場所を選ばず、機器を装着するだけで検査ができるため、患者にとっても負担が少ない方法です。記録されたデータを解析した検査結果により、SASの有無や重症度がわかり、その後の精密検査へ進むことができます。ただし、あくまで簡易的な検査です。

エアフローセンサとパルスオキシメータの使い方

エアフローセンサ

プラスチックセンサの先端を鼻孔にテープで固定

パルスオキシメータ

動脈血酸素飽和度を測定するセンサを、人さし指に指カバーで固定する

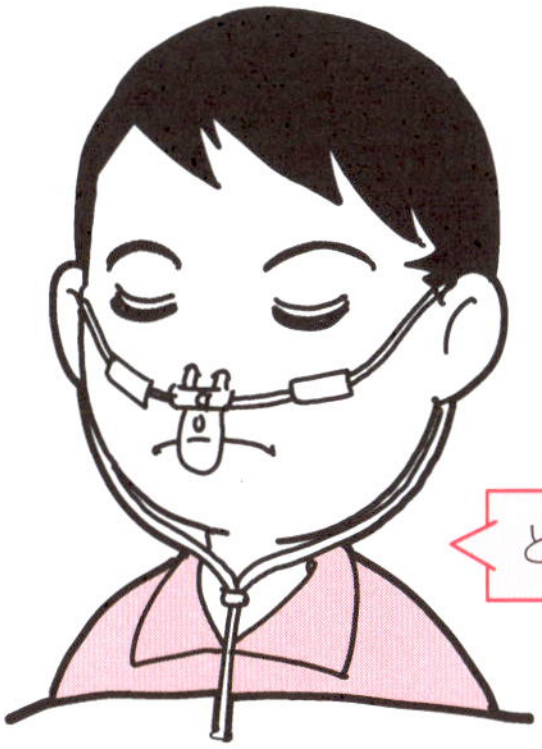

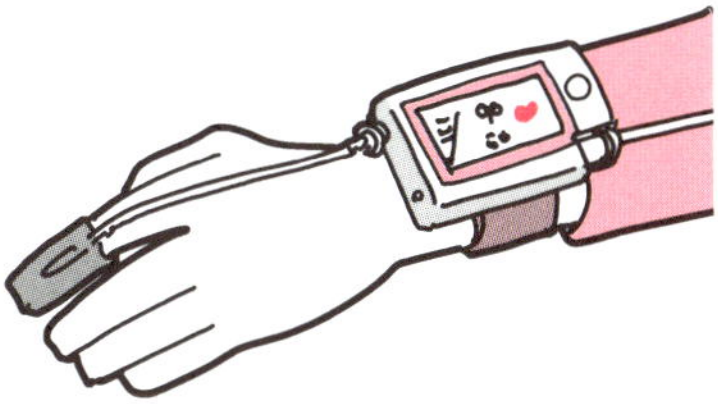

とりつけて自宅で１晩眠るだけ！

- □自宅で自分で機器をとりつけて1晩眠って検査する
- □検査中は4〜5時間以上の睡眠をとる必要がある
- □寝る前の飲酒は控える
- □マニキュア、指先の冷えで誤動作を起こす可能性
- □夜中にトイレに起きてもOK

最新検査機器は、鼻センサなしも！

最近は、鼻ではなく首にいびき確認センサをつけ、末梢動脈波まで測定できるものもある。

簡易式検査：簡易式ポリソムノグラフィー（PSG）

睡眠時無呼吸症候群（SAS）の簡易検査では、病院から貸与された**「簡易式ポリソムノグラフィー（PSG）」**を、自宅で1晩装着してデータをとります。

スクリーニング検査（前ページ）で使った機器と同じように、鼻、指、それから腹、胸にセンサを取りつけて、**鼻の気流、いびき音、心電図、腹の動き（努力呼吸）、体位、動脈血酸素飽和度、脈拍数など**を測定します。

大型ディスプレイには、測定したデータが記録、ひと目で確認できるようになっており、検査後に用いられるCPAP治療の効果を、自宅で簡単に判定するために用いられることもあります。

スクリーニング検査同様、場所を選ばず自宅で簡易的にSASの重症度を調べられるという利点があり、**スクリーニング検査と精密検査の中間的な位置づけ**となります。

簡易式ポリソムノグラフィー（PSG）

鼻、指、胸、腹にセンサをとりつけてより細かくデータを測定

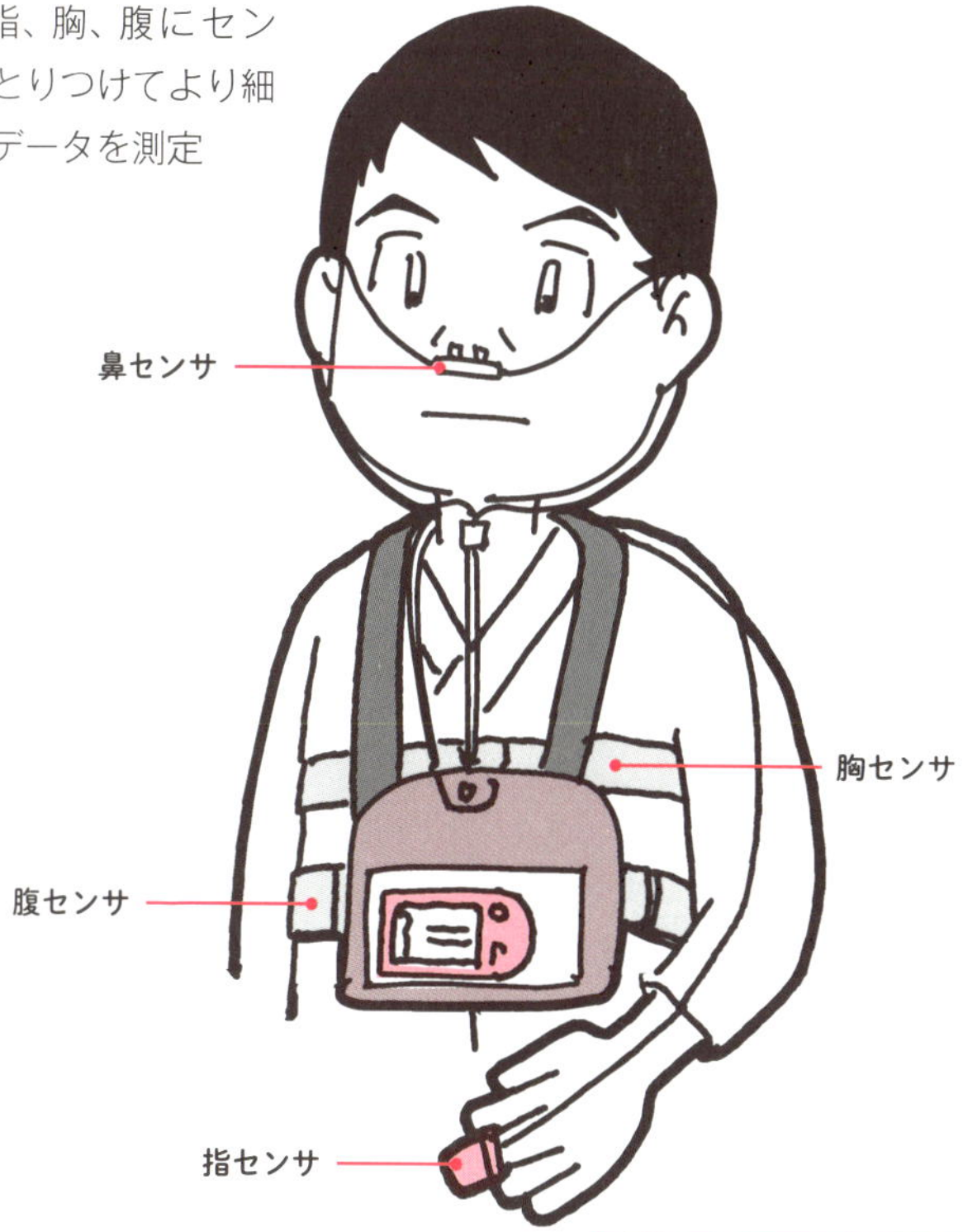

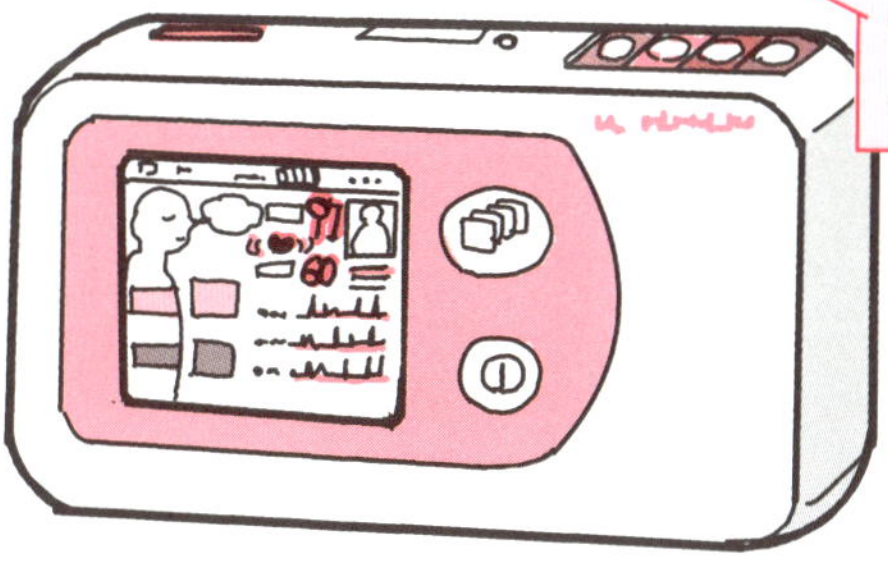
心電図、気流、努力呼吸、体位、動脈血酸素飽和度、いびき、CPAPマスク圧などをディスプレイに表示。

測定記録がディスプレで、ひと目で確認できるPSGは、CPAP治療中の効果を判定する検査機器としても活用する

精密検査：ポリソムノグラフィー（PSG）

簡易検査の結果後、SAS診断の確定と重症度を診断するために、1泊2日の入院で精密検査「**ポリソムノグラフィー（PSG）**」を行います。これは、専門の臨床検査技師が患者の体にセンサや電極をとりつけ、より精度が高く厳密で詳しいデータを測定するためのものです。CPAP圧を確認できるのは、基本ポリソムノグラフィー検査です。

患者は、会社帰りなどの夜に1泊入院して、病院のベッドで8時間ほど眠って計測を受けます。1晩かかりますが、測定データによって、**睡眠段階、覚醒反応の有無、睡眠状態、無呼吸の程度、SASのタイプ（閉塞性、中枢性）、合併症の有無などが診断**できます。「ポリソムノグラフィー」は、他に、過眠症、ナルコレプシー、むずむず脚症候群、レム睡眠行動異常症などの睡眠障害の診断にも役立ちます。入院費用もあって、検査が高額になりますが、**SAS治療の方針を検討するうえでも欠かせない精密検査**です。

ポリソムノグラフィー検査

- □ 1泊2日の検査入院が必要
- □ センサをとりつける部位が多い
- □ 8時間ほど眠る必要がある

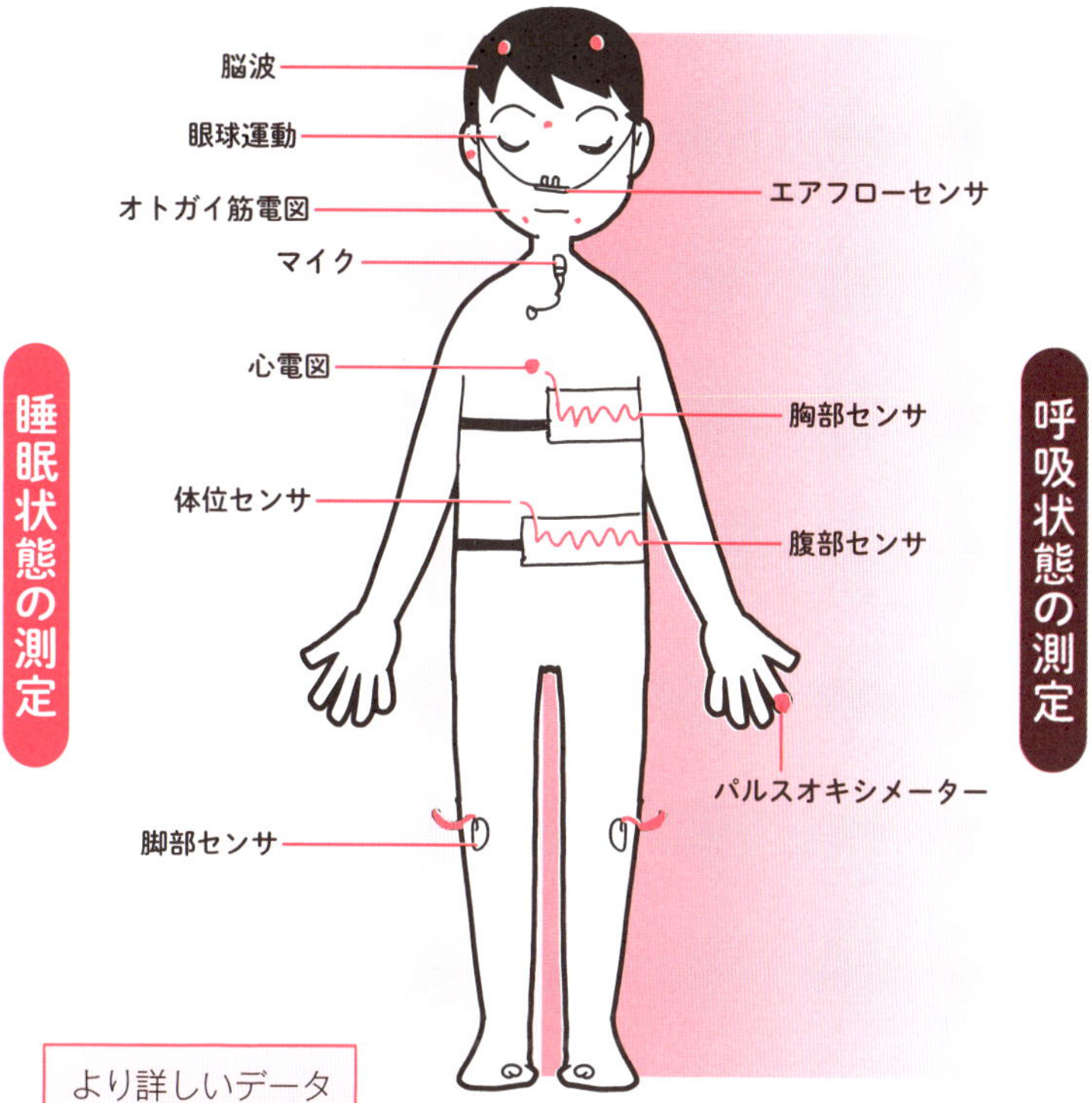

より詳しいデータが測定できる！

主な検査項目

口と鼻の気流（空気の流れ）／血中酸素飽和度／胸部、腹部の換気運動／筋電図／眼電図／脳波／心電図／いびきの音／睡眠時の姿勢 …など。

精密検査：ポリソムノグラフィー検査項目の見方

精密検査「ポリソムノグラフィー（ＰＳＧ）」は、**睡眠中の呼吸状態と睡眠状態を同時に観察することができる**ため、睡眠時無呼吸症候群（ＳＡＳ）の診断には欠かせないものです。

呼吸状態では、エアフロー、胸と腹の動き、いびき音、血中酸素飽和度の測定で、呼吸が乱れていないか、ＳＡＳのタイプ別などがわかります。

睡眠状態では、脳波、眼球運動、オトガイ筋電図、心電図の測定で、覚醒の有無、睡眠の分断状況、睡眠ステージなどがわかります。また下肢の筋電図では、睡眠中の体位も知ることができます。

最終的には、専門医がこれらを総合的に判断して、ＳＡＳであること、そして測定値から算出した「無呼吸低呼吸指数（ＡＨＩ）」（38ページ）で重症度を判定します。

ポリソムノグラフィー 主な検査項目

ポリソムノグラフィーは睡眠中の患者さんの呼吸状態などを調べる検査です。この検査結果を見て、専門医が患者さんの状態を判断し、治療につなげていきます。

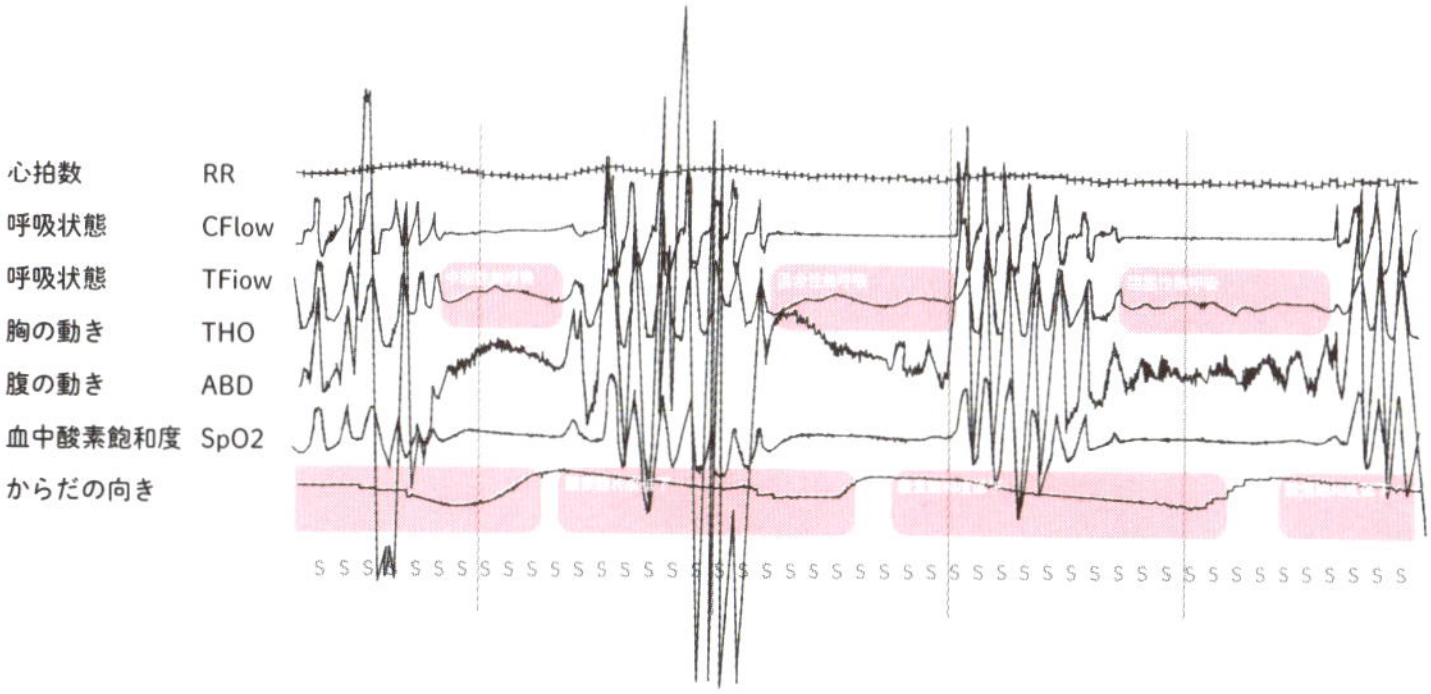

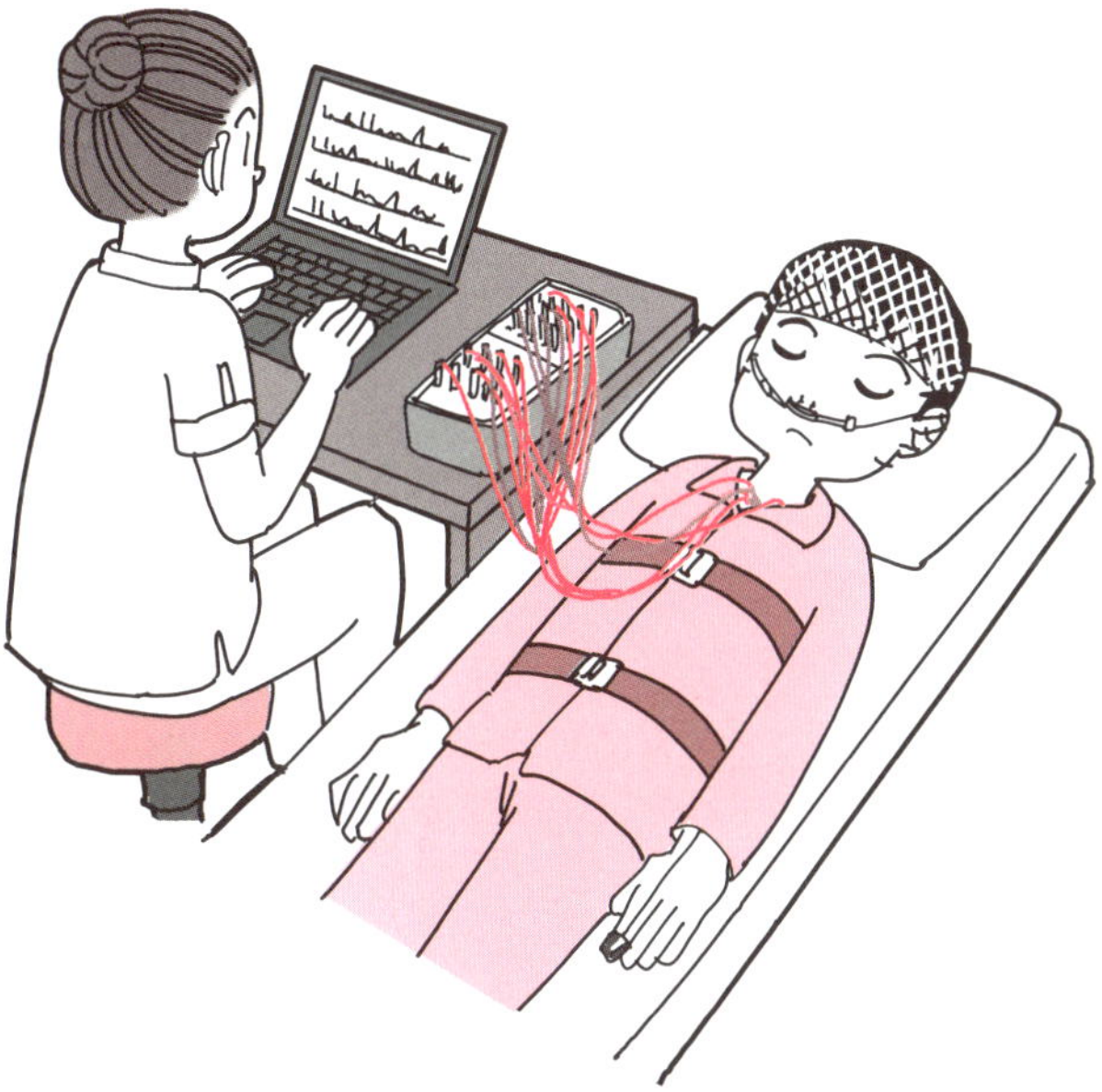

精密検査：睡眠潜時反復検査（ＭＳＬＴ）

精密検査のひとつである**睡眠潜時反復検査（ＭＳＬＴ）は、日中の眠気を客観的に評価し、検査で重症度の判定**に用います。過度の眠気を引き起こすナルコレプシーなどの病気および日中過度な眠気の指摘があって客観的な検査が必要な方に用いることもあります。

検査は、夜間の睡眠中に実施するポリソムノグラフィー（ＰＳＧ）の後に続けて、翌日の日中に行います。**２時間ごとに合計４～５回、眠るまでの時間（睡眠潜時）を測定**します。平均睡眠潜時が、８分以下の場合は、日中に過度な眠気があると判断します。また、眠るとすぐにレム睡眠があらわれる場合には、ナルコレプシーが疑われます。

ＰＳＧもＭＳＬＴも、検査入院とはいえ、会社帰りの夜に入院して、翌朝もしくは翌日夕方に退院できるように、病院側で配慮されています。最近では患者数の増加に伴って、精密検査も予約待ちとなる場合が多いようです。まずは受診を！

日中の眠気の評価を行う

睡眠潜時反復検査(MSLT)

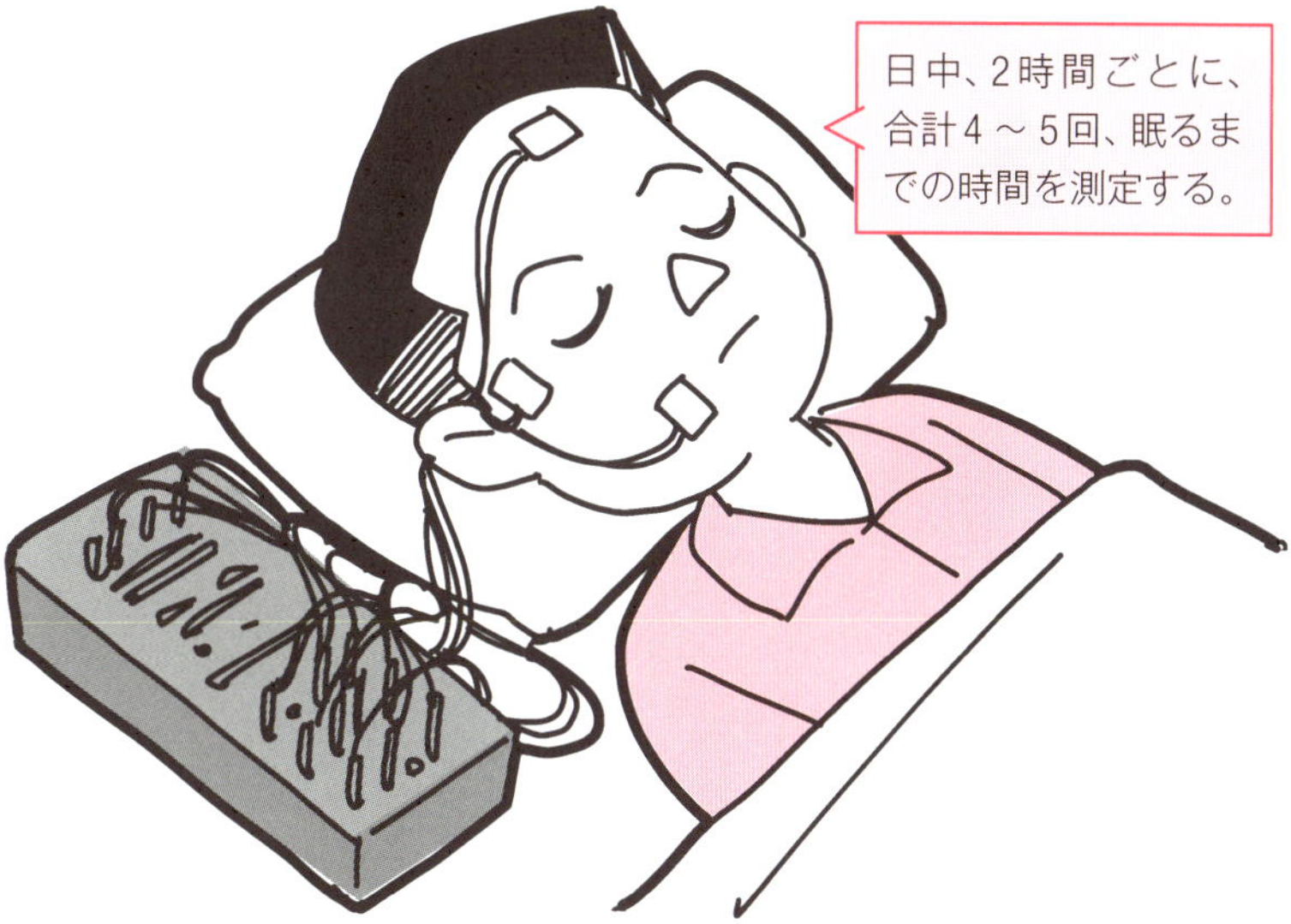

日中、2時間ごとに、合計4～5回、眠るまでの時間を測定する。

こんな人はMSLT検査を！

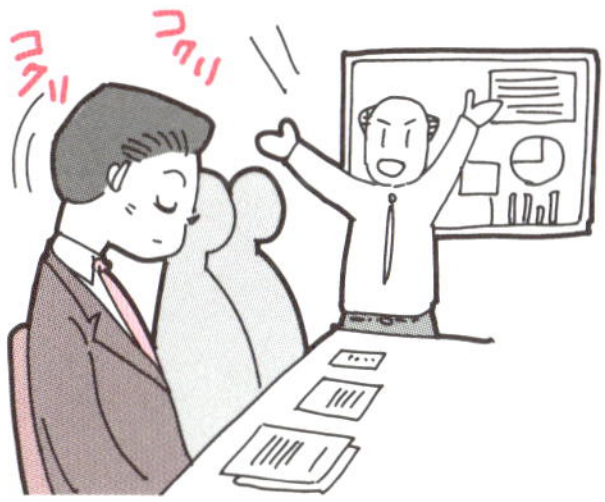

会議などの大事な場面で
眠ってしまう

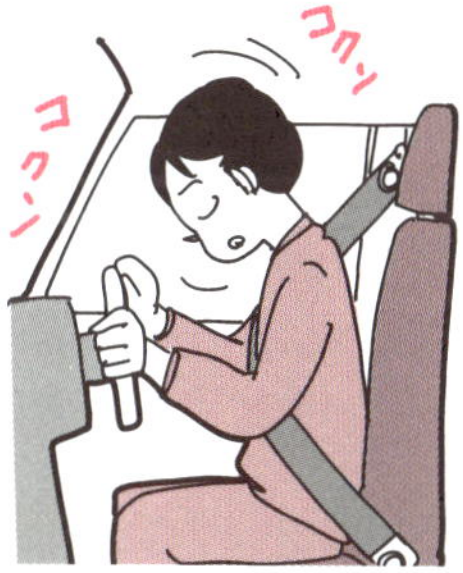

ナルコレプシー4主徴（情動脱力発作、
睡眠麻痺（金縛り）、入眠時幻覚、
睡眠発作）を認めた場合

診断と主な治療——生活習慣の改善も治療のひとつ

検査結果によって睡眠時無呼吸症候群（ＳＡＳ）の原因がわかったら、その原因と症状によって治療方針が決定されます。

もっとも患者数が多い**閉塞性睡眠時無呼吸症候群の場合**には、第６章で詳しく紹介する**ＣＰＡＰ治療が主なもの**となります。

それ以外の原因の場合の治療には、外科手術（１３８ページ）、**マウスピースによる治療**（１４０ページ）などがあります。

軽症の場合には、生活習慣の改善が効果をあげます。もっとも原因の多い肥満では、ダイエットを行うだけでも症状が改善されます。また、睡眠中の体位（寝方）の改善、禁酒や禁煙、睡眠環境の改善などを、他の治療と同時に進めることで、かなり症状が軽減されます。

生活習慣の改善

SASの場合、体重コントロールが一番難しいですが、栄養指導や運動プログラムも治療のひとつになるケースもあります。

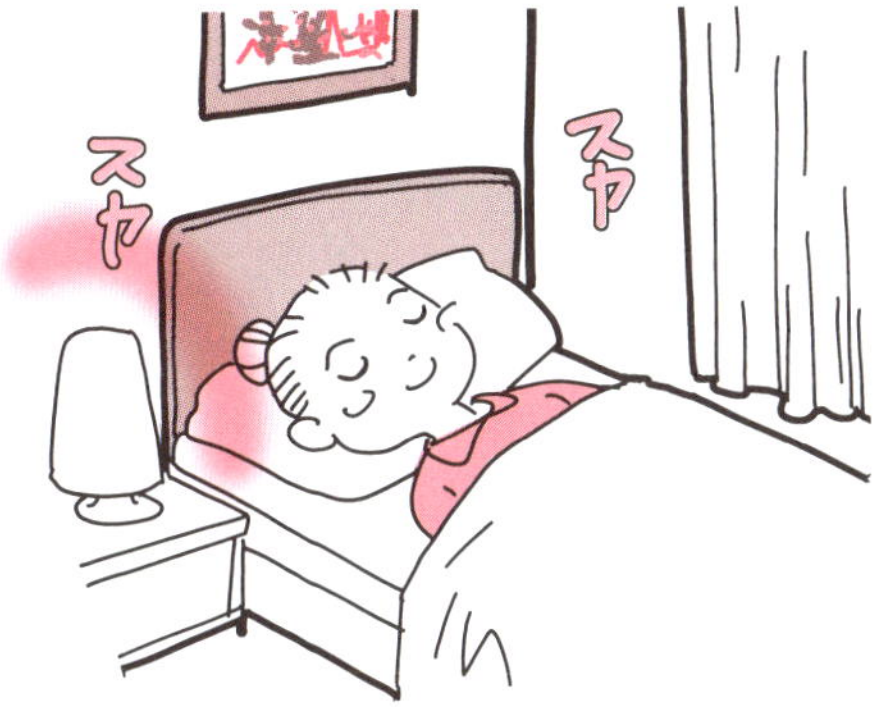

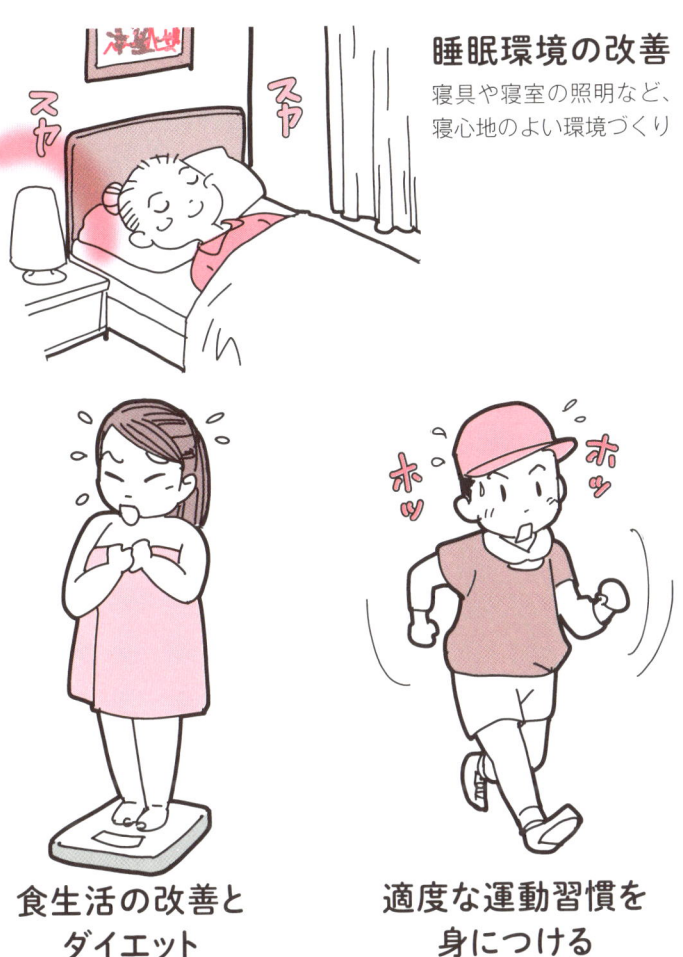

睡眠環境の改善

寝具や寝室の照明など、寝心地のよい環境づくり

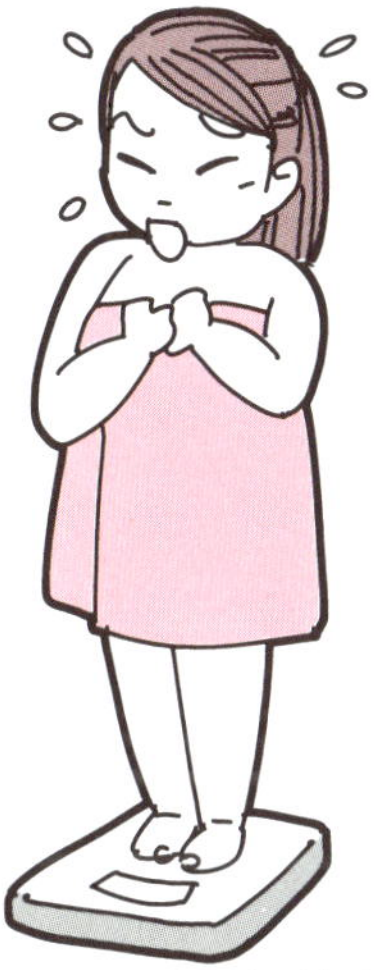

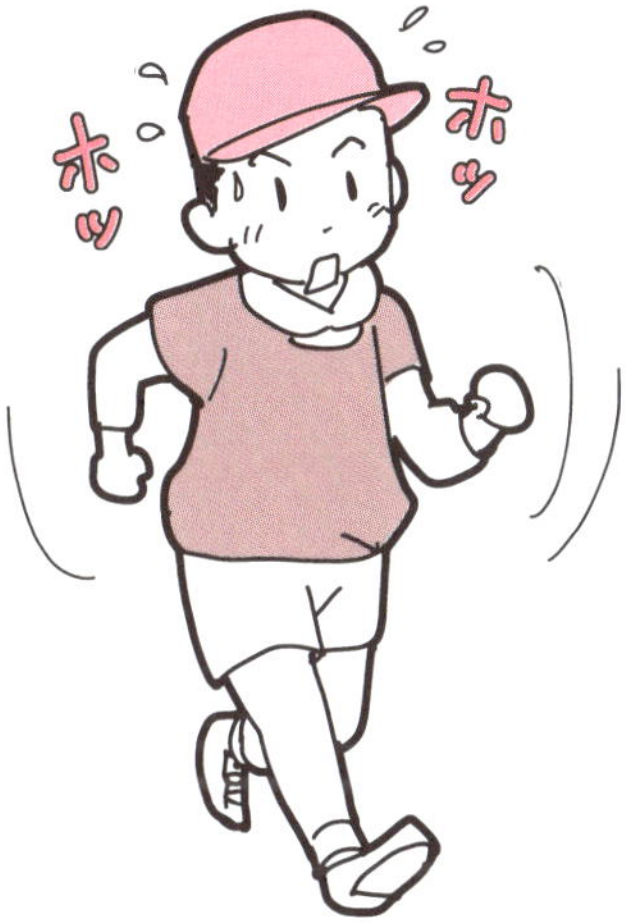

食生活の改善とダイエット

適正体重を知り、必要があれば食生活を改善する

適度な運動習慣を身につける

毎日の適度な運動習慣を身につける

寝方を変える体位療法

ポリソムノグラフィー検査では、体位による無呼吸の状態が診断できます。患者の中には、あお向けに寝る体位によって睡眠時無呼吸症候群（ＳＡＳ）を悪化させている人が多くいます。あお向け寝のせいで肥大した舌根や口蓋垂《こうがいすい》が重力で下がり、気道をふさぎます。他のＳＡＳ治療とあわせて、横向きで寝る側臥位《そくがい》の体位療法で症状を軽減できます。**側臥位は、心臓のある左側を下にして横向きに寝て、左のお尻と左足をまっすぐに伸ばし、右のお尻と右足を曲げて寝ます。シムズ体位**とも呼び、何らかの理由で意識を失って昏睡状態になった人が、**気道閉塞を起こさないように気道を確保する方法**としてとらせる体位でもあります。

側臥位で寝やすくする抱き枕やクッションを使うほか、頭の形に合わせた枕や体にフィットしたマットレスを選び、眠りやすい睡眠環境をととのえることも重要です。

気道を確保できる側《そく》臥《が》位《い》

横向け寝(側臥位、シムズ体位)

心臓のある左側を下にして横向きに寝て、左のお尻と左足をまっすぐに伸ばし、右のお尻と右足を曲げて寝る

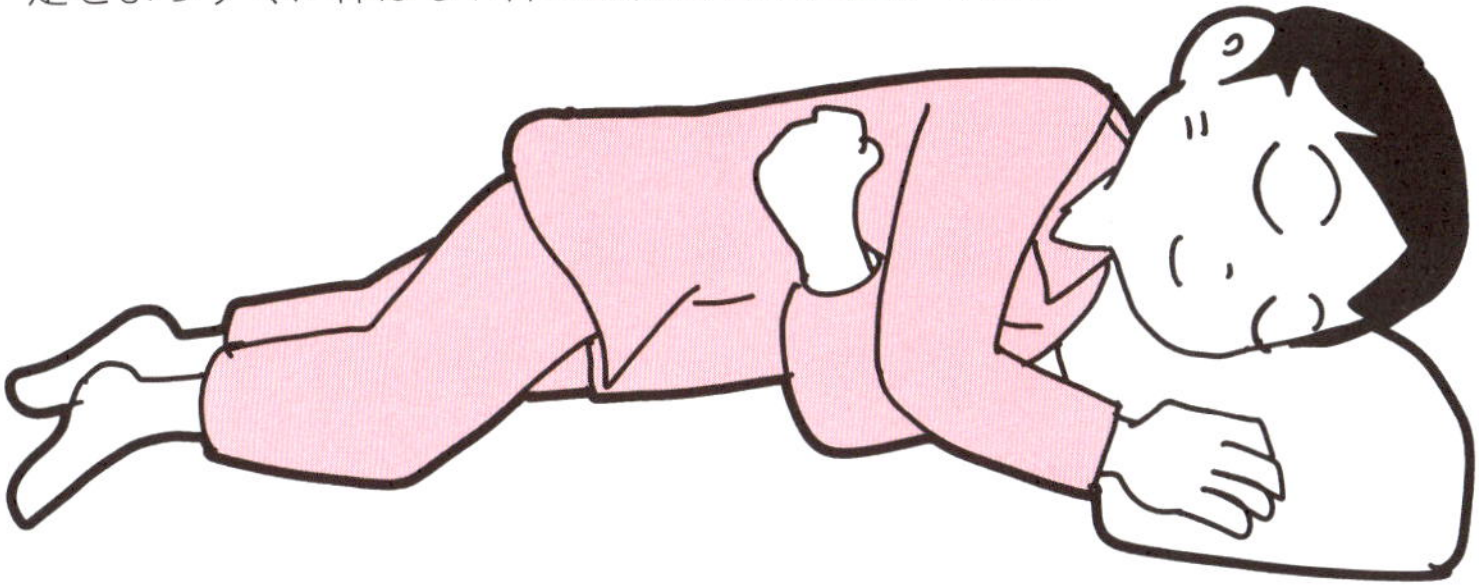

抱き枕、クッション

抱き枕やクッションを使うことで、横向き寝(側臥位)がしやすくなる

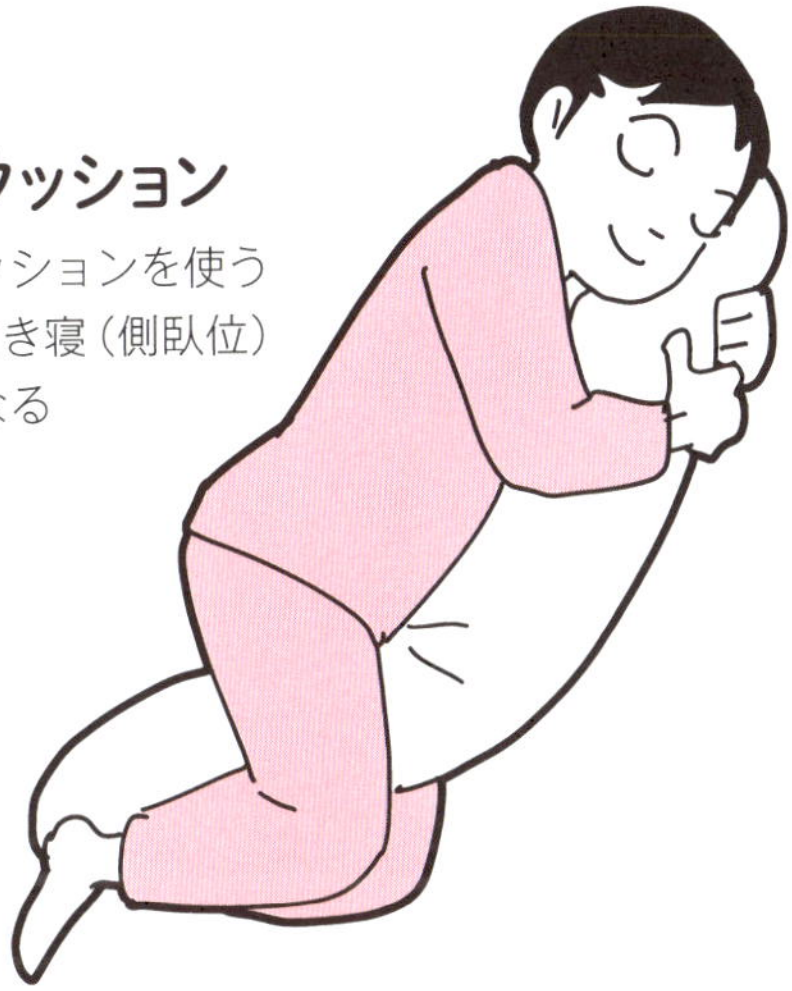

SAS患者はあお向け寝はNG

あお向けで寝ると、舌根などが重力で下がって、気道をふさぐ。

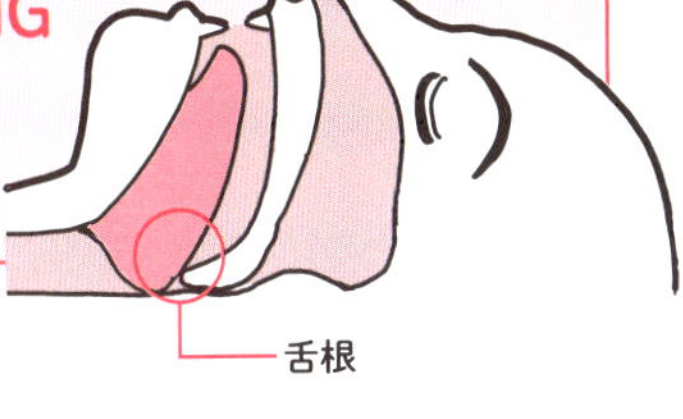

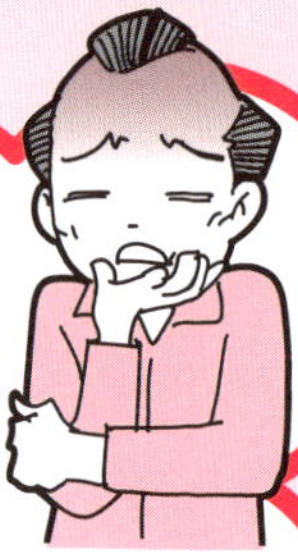

COLUMN 6

CPAPの個人輸入

日本国内の場合、ＣＰＡＰ機器はレンタルで病院から貸与されています。日本より患者数の多い海外では、マスクや機器の種類も豊富なので、医師に処方箋を書いてもらって個人輸入をして使っているという患者さんもいらっしゃるようです。また海外赴任先でも治療を続けたいという患者さんは現地でＣＰＡＰ機器を購入されます。個人的には、自分に合った機器を見つけて治療が続けられるのならば問題ないと思うのですが、トラブルで当院へ駆け込んできた患者さんもいます。注意したいのは、マスクやチューブは消耗品であるということ。不衛生な状態で使用しないでください。ＣＰＡＰは圧力の処方が重要です。設定が合っていないと、中途覚醒やいびきが増します。この点も注意してください。

第6章

進化した最新治療！小さく簡単になったCPAP《シーパップ》！

CPAP治療、手術やマウスピースによる治療など、睡眠時無呼吸症候群の最新治療方法について解説します。

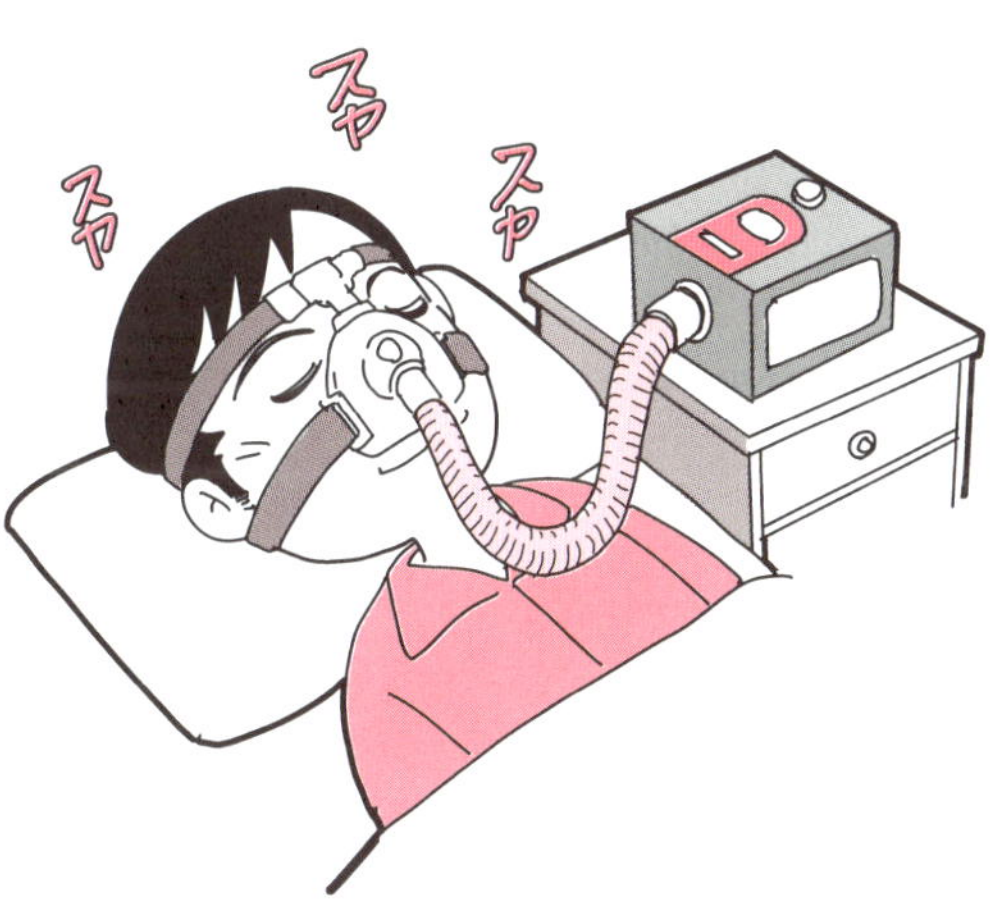

睡眠時無呼吸症候群の基本治療は、生活習慣の改善

睡眠時無呼吸症候群（ＳＡＳ）の治療の基本は、**生活習慣の改善**です。

ＳＡＳと診断したら、まず主治医や栄養士らによる運動プログラムや栄養指導を行います。これは、ＳＡＳの大きな原因のひとつである肥満を解消するためです。骨格に問題がある場合は、標準体型ややせ型の人でも、少し体重が増えるだけで症状が悪化します。ただ、すでにＳＡＳが発症している場合は、良質な睡眠がとれないので、運動や食事制限だけではやせにくいものです。体重コントロールが困難なこともＳＡＳの症状のひとつだからです。

さらに症状が悪化していくと、ＣＰＡＰ治療やマウスピース治療を行い、質のよい睡眠を確保する必要が出てきます。その場合にも、運動や食事療法などの生活習慣の改善を並行して行います。

SASの基本治療 生活習慣の改善

体重コントロールが困難なこともＳＡＳの症状のひとつ！
治療を行いながら以下の生活習慣改善も続ける

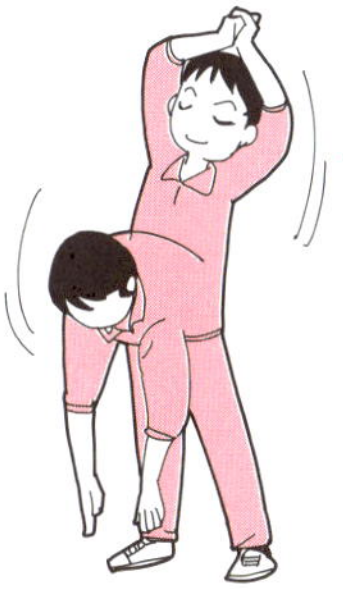

生活習慣改善は、ＳＡＳ予防にもつながる！

食事療法

栄養士の指導による栄養バランスのとれた食事で、カロリー過多を防ぎ、肥満を解消する

BMI値の目標値をめざす
BMI＝体重kg÷（身長m）^{2}
成人標準体重18.5～25未満

運動療法

無理なく続けられるウオーキングなどの有酸素運動を日常習慣として取り入れる

１日２単位、週４回以上の運動をめざす
（１単位80kcal消費相当）

禁酒

飲酒は、いびき、内臓脂肪の増加、口呼吸、鼻詰まりを引き起こす

禁煙

上気道に慢性的な炎症を起こすため、禁煙指導を受けるとより効果的

不眠症対策

不眠症のための睡眠薬や精神安定剤は、無呼吸を促進するので服用を中止する

口呼吸対策

口呼吸が習慣化すると、症状が悪化するため、鼻呼吸へ矯正する。鼻炎がある場合は耳鼻科で治療する

CPAP療法のしくみ

現在、閉塞性睡眠時無呼吸症候群（OSAS）の治療方法として確立しているのが、**CPAP《シーパップ》療法（経《けい》鼻《び》的《てき》持《じ》続《ぞく》陽《よう》圧《あつ》呼《こ》吸《きゅう》療《りょう》法《ほう》）**です。

CPAPは、シリコン製のマスクを鼻または、鼻と口を覆うように取りつけて、CPAP装置からホース、マスクを通して、気道閉塞の程度に応じた空気圧を送り込んで気道を広げて、無呼吸を防ぎます。空気圧はSASの症状に応じて医師が処方し、患者は処方によって設定されたCPAP装置を自宅に持ち帰って、毎晩自分で装着して眠ります。

空気を送り込むためのCPAP装置は、重さ1～2キロ程度。旅行に持ち運びできる軽量なコンパクトタイプもあります。装置は、年々改善、進化して使いやすくなっています。

適切に**CPAP療法を続けることで、快適な睡眠をとることができ**、SASによって引き起こされる合併症の発症や悪化を防ぐことができます。

CPAPによる治療

（保険適用は一定の条件※を満たす必要がある）

SAS患者にもっとも多く適用されている一般的な治療法

CPAPの働き

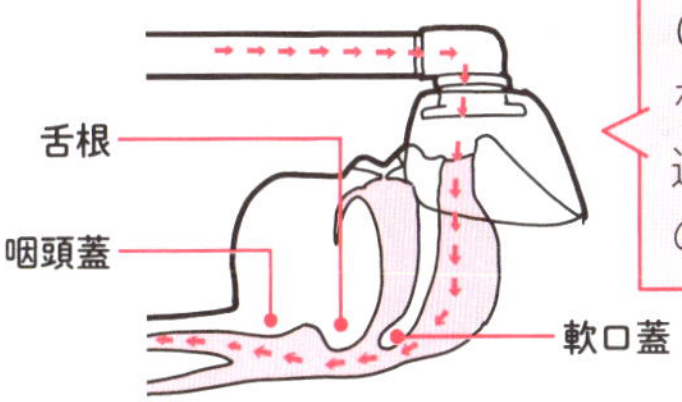

ＣＰＡＰ装置から、ホース、マスクを介して、一定圧力の空気を常時送り込み、上気道を広げて、無呼吸の発生を防ぐ

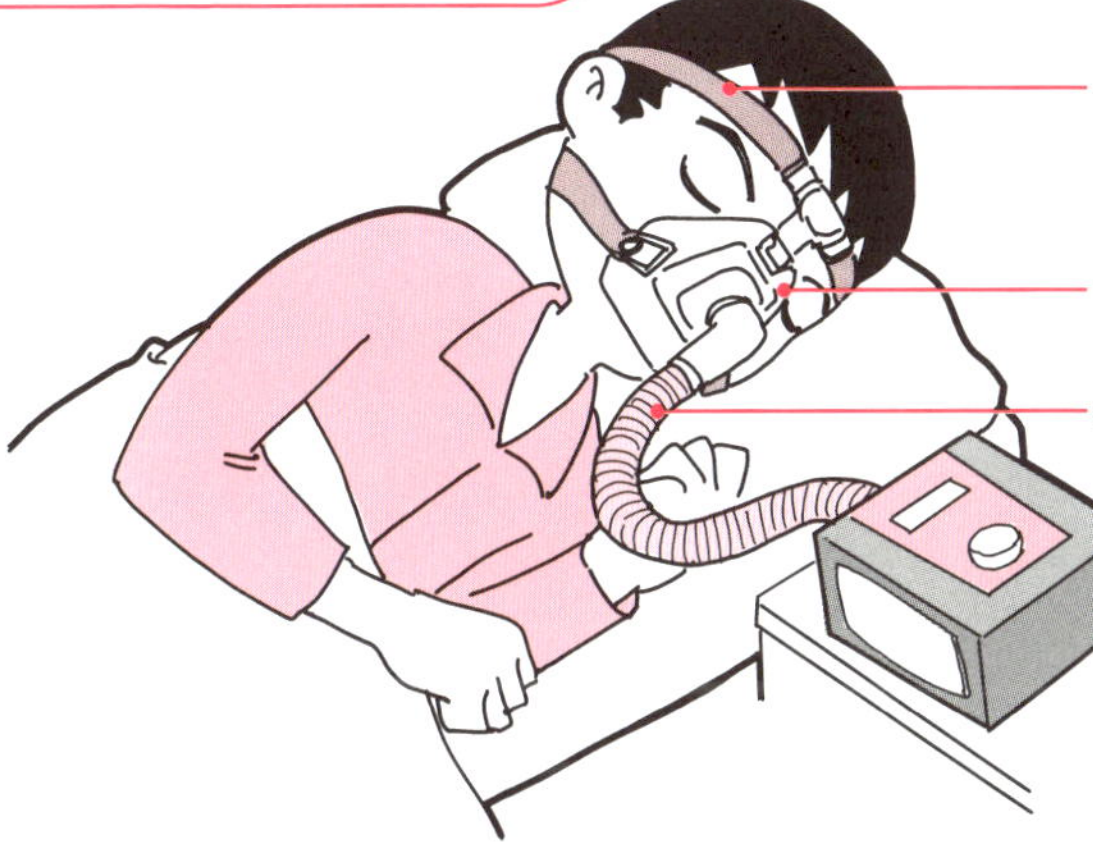

患者は、上記のＣＰＡＰ装置を持ち帰り、毎晩自分で装着して眠る自宅療法を行う（レンタル機器となる）

※ＣＰＡＰの保険適用条件
ポリソムノグラフィー検査による無呼吸低呼吸指数（ＡＨＩ）が20以上、月１回が原則であるが、医療機関が認めた場合は2カ月もしくは3カ月に１度の外来になる。

CPAP装置は、より多種多様、小型化、軽量化へ

CPAP療法が決まったら、**医師と相談して、まず自分に合ったマスク**を選びます。もっとも一般的に普及しているタイプは、ヘッドギアで鼻をホールドする「鼻マスク」です。他に、鼻孔に差し込むタイプの「鼻ピロー」、鼻と口をカバーするタイプの「フルフェイスマスク」などがあります。「フルフェイスマスク」は、口からの空気漏れが激しいときに使用します。

顔や鼻の形や大きさ、装着してみたときの感触などによっても、選べるデザインは異なりますし、それぞれ一長一短があります。また、旅行用と自宅用の目的に合わせて、複数のマスクを使用する人もいます。いくつかのマスクを試しに使ってみて、低い圧力から慣らしはじめます。最初は違和感もあり、装着して寝ることに慣れるまでには時間が必要ですが、副作用もなく、**無呼吸をなくすには、現在のところ最良の治療**です。

CPAPはマスク+機器で構成

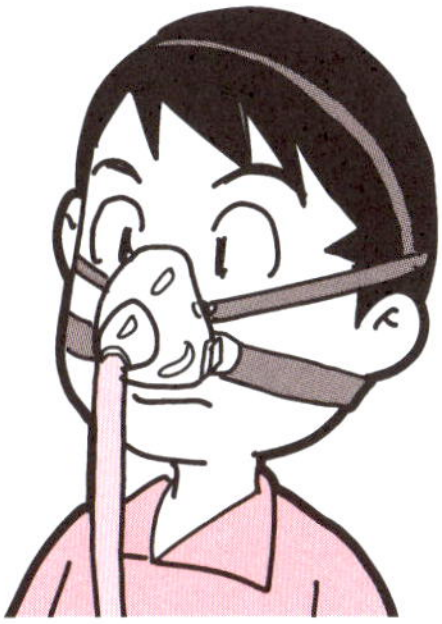

鼻マスク

もっとも普及しているタイプ。ヘッドギアで固定させ、シリコン製のクッションで鼻をしっかりホールドする。ヘッドギアで安定して、空気漏れしにくい。鼻の周囲の炎症に注意。

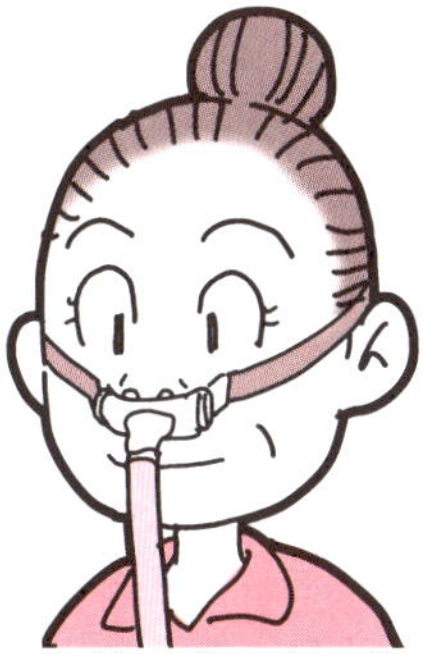

鼻ピロー

シリコン製の鼻ピローを鼻孔に直接差し込む、軽量ですっきりしたタイプ。視野が広く軽量だが、寝返りなどで外れやすい場合もある。鼻腔粘膜の炎症に注意が必要。

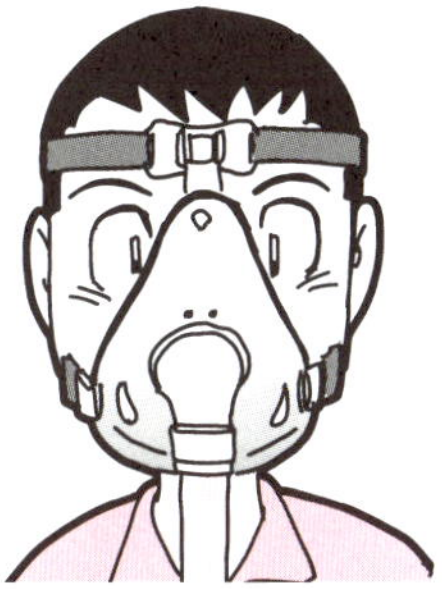

フルフェイスマスク

あまり使われないが、口呼吸の多い人向け。鼻と口をカバーして、口からの空気の漏れを防ぎ、固定しやすい。圧迫感が大きい。

電源ケーブルもチューブもないマイクロCPAPが開発中!?

現在、海外では鼻孔にはめ込むだけの使い捨てタイプのＣＰＡＰ装置の開発も進んでいる。使い捨てコンタクトレンズのようなＣＰＡＰが誕生する日も近いかもしれない。

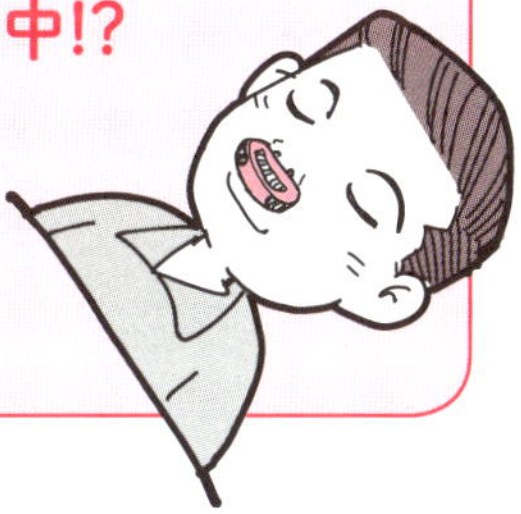

CPAPで大切なのは処方圧

自分に合ったCPAPのマスクを選んだら、精密検査と同様、病院に入院する（1泊）。終夜ポリソムノグラフィー検査で、今度は適正圧の設定（タイトレーション）を行います。

検査では、無呼吸、低呼吸、覚醒反応がどの睡眠段階で得られるのか、空気圧を調整し、その人に合った適正圧力を決定し、処方された適正圧をもとに、その人が使うCPAP装置を設定します。CPAP装置には、必要となるもっとも高い圧力に固定して設定する**「固定圧型」**、内蔵コンピュータがいびきや無呼吸が消失する圧力を推定して自動的に設定する**「変動圧型」**の2タイプがあります。

終夜ポリソムノグラフィー検査での適正圧の設定は、CPAP療法を行ううえで欠かせない重要なものです。また、数値データから**睡眠中の無呼吸の有無の見える化**を行うことで、患者さんにとっては、治療のモチベーション維持にもつながります。

CPAPで無呼吸の見える化

睡眠時無呼吸症候群の患者さんは、実際にCPAPをつけてみて、血中酸素飽和度（Sp02）や心拍数、いびきの有無などをチェックします。そのデータをもとに適切な治療CPAP圧を設定することになります。これをタイトレーションといいます。

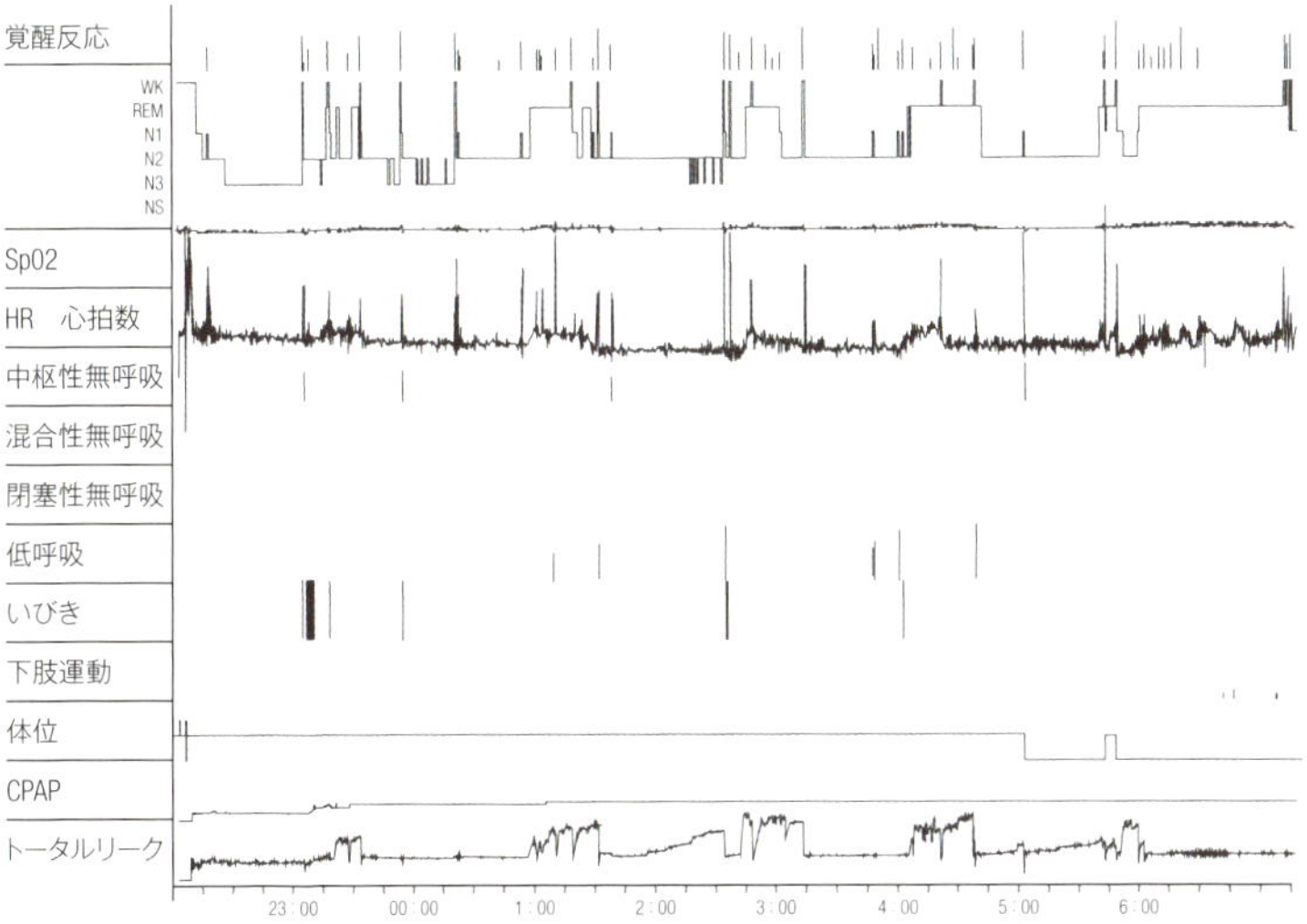

スマホ連動の小型CPAP装置

旅行に持ち歩きできる軽量小型化タイプ。スマホアプリと連動して、数値が確認でき、治療継続のモチベーション維持にも役立つ。

CPAP加温加湿器で快適性を高める

CPAPは、鼻から空気を送り込むシステムのため、冬場になると、のどが乾燥する、鼻が詰まる、鼻が冷たくて眠れないなど、別の使用上の問題が起こってきます。

CPAP装置には、本体に**給水タンク式の加温加湿器**をつけられるものもあります。ただし、加湿加温器を使うと、室温との温度差によってチューブやマスクに結露を生じやすくなったりしますので、室温を上げるなどして、結露をなくすように配慮してください。

またタンクに菌が繁殖しないように、タンクの清掃を怠らないようにしましょう。

マスクやチューブもそうですが、**CPAPは、自分で定期的なメンテナンスを行う必要があります。医療機器であることを忘れず、清潔な状態で使用**してください。欧米では、CPAPのマスクやチューブを効率よく洗浄できる機器が普及しており、日本においても近日中に購入可能になります。

CPAP環境を快適に！

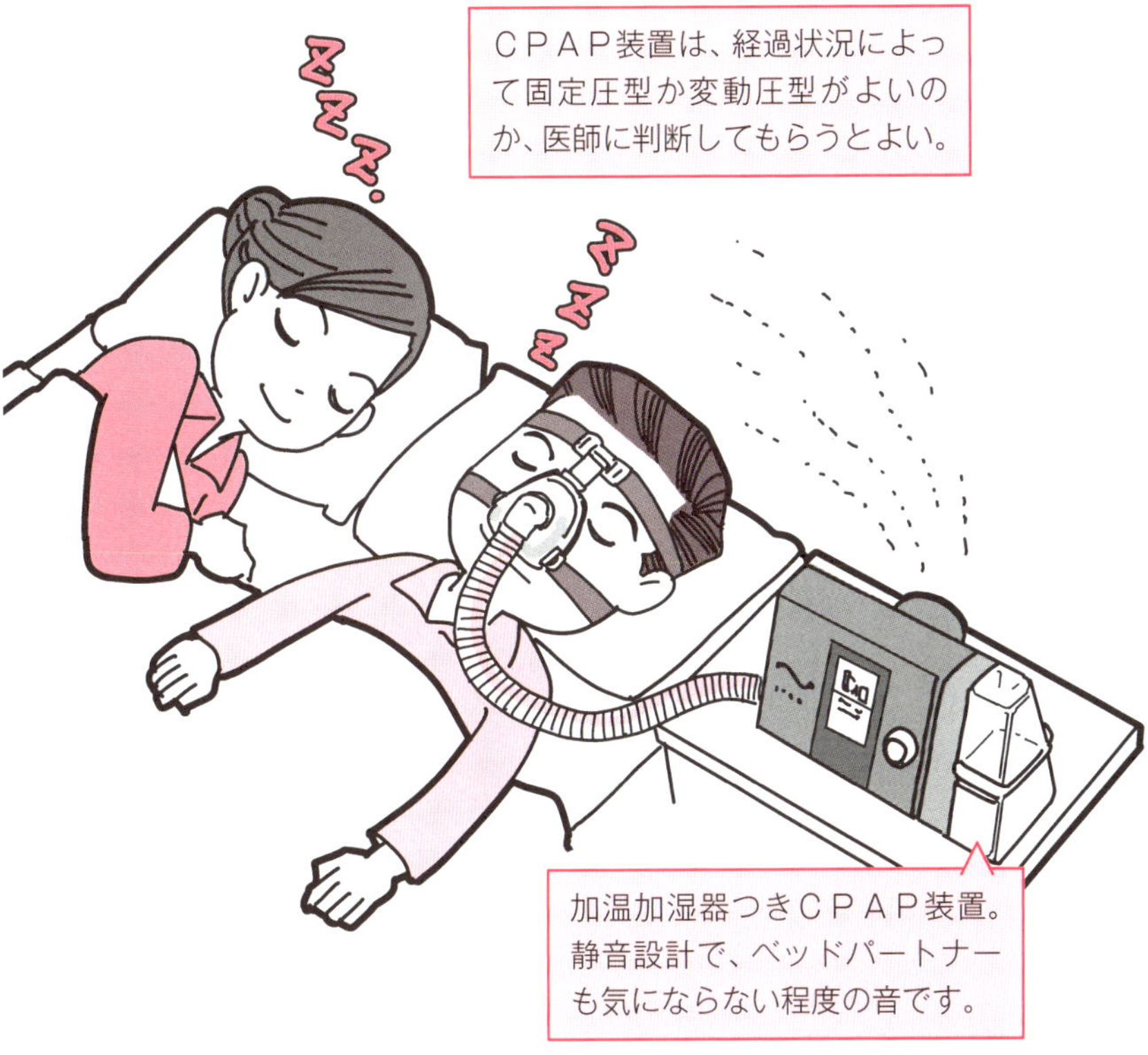
CPAP装置は、経過状況によって固定圧型か変動圧型がよいのか、医師に判断してもらうとよい。
加温加湿器つきCPAP装置。静音設計で、ベッドパートナーも気にならない程度の音です。

CPAPの保険適用治療費

終夜睡眠ポリソムノグラフィー（PSG）検査　3万円前後（3割負担）

※検査費用以外に、入院費を含む。

CPAP治療　月額4,500円程度

※初診料・再診料の他、入院を伴う場合、または別の検査をあわせて行う場合などは状況に応じて別途費用がかかります。

CPAPは自己判断で中止しない

CPAP治療で重要なのは、長期的に継続してCPAPを使用することです。

はじめて装着したときは、体感効果に個人差があります。

一般的には、**装着を開始してから3カ月たった頃に、効果を実感する方が多い**ようです。中には、装着後すぐに安眠できたという方もいます。すぐ効果を感じないからと装着をあきらめてしまったり、毎晩装着するのが面倒になったり、自己判断で中止したりする患者さんもいます。**途中で治療をやめてしまうと、さらに症状が悪化**します。

医療機関では、治療開始後から月1回の定期受診時に、CPAPの不具合や装着状態のヒアリング、データによる治療効果の確認を行います。そのときに不安や要望を伝えて、医師に相談してください。軽症の患者さんの場合、CPAP治療を行うことで、体重減少や鼻呼吸ができるようになり、CPAPを卒業していく人も多く見られます。

CPAPがうまくいかない原因

マスクの問題

・空気の漏れ（リーク）
・不快感
・サイズや形が合わない
・かぶれ、皮膚炎

マスクのフィッティングやデザインの変更。皮膚の保護で解決する。

空気圧の問題

・呼吸しづらい
・閉所恐怖症
・空気を飲み込む
・中途覚醒

設定圧を最適化することで調整する。どうしても合わない場合は、マウスピース療法なども検討。

目、口、のどの問題

・空気の漏れ（リーク）
・目が乾く
・口、のどが渇く

目の不具合には、マスク装着の調整。のどや口の問題には、加温加湿器や口テープを使用する。

鼻の問題

・鼻水、鼻血が出る
・鼻が乾く
・鼻が詰まる

鼻の病気が原因の場合は、加温加湿器やフルフェースマスクの使用、鼻の治療や手術も有効。

CPAP装置の問題

・騒音
・チューブ内の結露
・空気の冷たさ

加温チューブの使用、ホース・マスクカバーの使用。

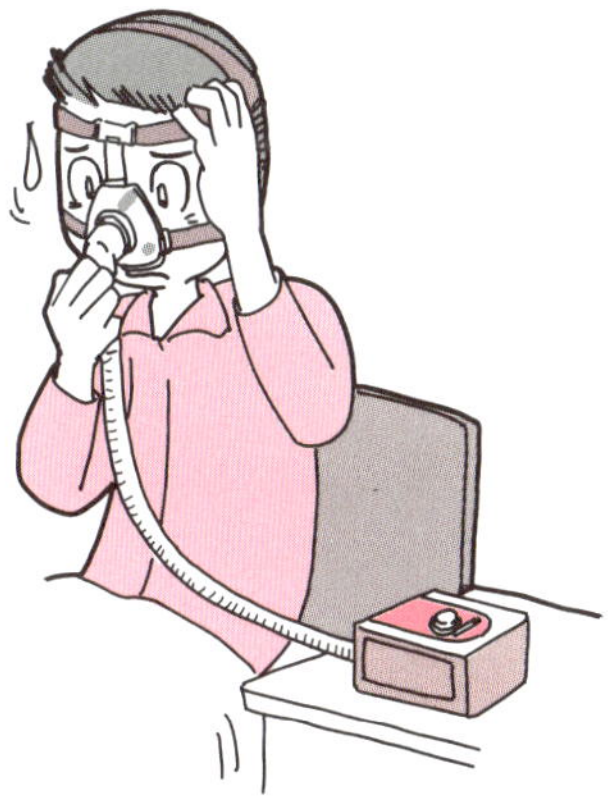

手術による治療――鼻腔、咽頭、喉頭、顎骨

睡眠時無呼吸症候群（ＳＡＳ）では、外科的な手術による治療を行うこともあります。これは、気道をふさいで無呼吸を引き起こす原因部分を、手術によって正常な状態に戻すものです。**しかしＳＡＳ治療では、外科的手術は限定的なものです。**

アデノイド（リンパ組織）、扁桃、口《こう》蓋《がい》垂《すい》の肥大、鼻疾患が原因の場合には、その切除手術が第一選択肢となります。子どものアデノイドは、成長とともに小さくなるので、軽症であれば積極的な治療は行いませんが、重症化している場合にはアデノイド切除手術を行います。手術は、専門の耳鼻咽喉科で行います。

成人では、**「上気道拡大手術」**や、軟《なん》口《こう》蓋《がい》などが原因の場合には**「口《こう》蓋《がい》垂《すい》軟《なん》口《こう》蓋《がい》咽《いん》頭《とう》形《けい》成《せい》術《じゅつ》（ＵＰＰＰ）」**を行う場合もあります。しかし手術には、十分な効果が期待できない、後遺症などのリスクがあります。

外科的な手術による治療

耳鼻咽喉科での手術となる

扁桃腺肥大、鼻腔に問題がある、骨格に問題がある、口蓋に問題がある人向け

アデノイドと扁桃腺

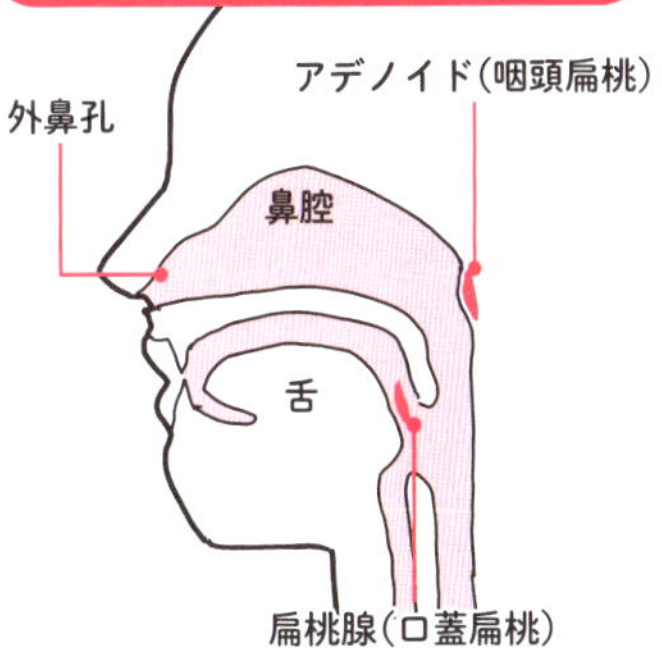

子どものアデノイド

重症の場合には、アデノイド切除手術を行う。

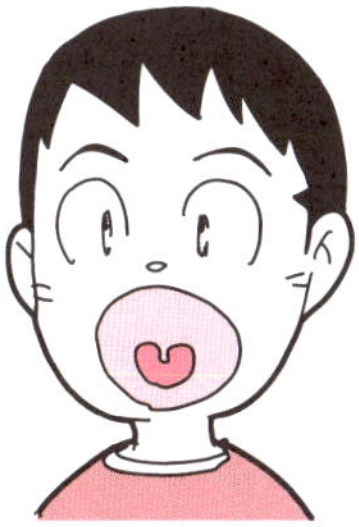

口蓋垂軟口蓋咽頭形成術（UPPP）

口蓋垂、口蓋扁桃、軟口蓋を切除して、上咽頭部を広げる手術。術後に、無呼吸低呼吸指数が半分以上になったという報告もある。しかし重症患者には、手術はできない。術後に、十分な効果が期待できない、後遺症や術後再発というリスクもある。

レーザー手術（LAUP）

部分的にレーザーで切除する手術。痛みが少なく、いびきには効果的。ＳＡＳの症状改善効果は未確定。

手術は限定的なものなので、SAS治療の基本は、生活習慣の改善とCPAP治療と考える

マウスピースによる治療

SASが軽症な人、いびき音がひどい人、CPAPがどうしても装着できない人向けに、マウスピース治療を行うこともあります。

SAS治療用のマウスピース（スリープスプリント）は、睡眠中に口の中に装着します。マウスピースを口の中に装着すると、下あごが前に出るため、舌の位置が上がって気道が確保され、呼吸しやすくなります。これにより、**いびき音が約90％抑えられる**という報告もあります。また、口呼吸の防止、歯ぎしりなどにも効果的です。

SAS専門医から歯科医へ連携し、歯科医が口の中を診察して、歯並びやあごの形に合わせたSAS治療用マウスピースを作成します。

日本ではいびき症に対しての保険適用はなく、あくまでも睡眠時無呼吸症候群に対しての保険適用です。軽症～中等度レベルの無呼吸症候群並びにいびきに効果があります。

マウスピースによる治療

（保険、保険外の選択が可能です）

SAS軽症、いびき音がひどい人、CPAPが装着できない人向け

マウスピースを装着すると、下あごが前へ出て舌の位置が上がり、気道が広がる。歯科医による、ＳＡＳ治療用マウスピースの処方が必要。歯周病などがある場合は、先に治療する必要がある。

保険診療によるマウスピース

・安価
・口は閉じたまま、会話できない

上下一体型

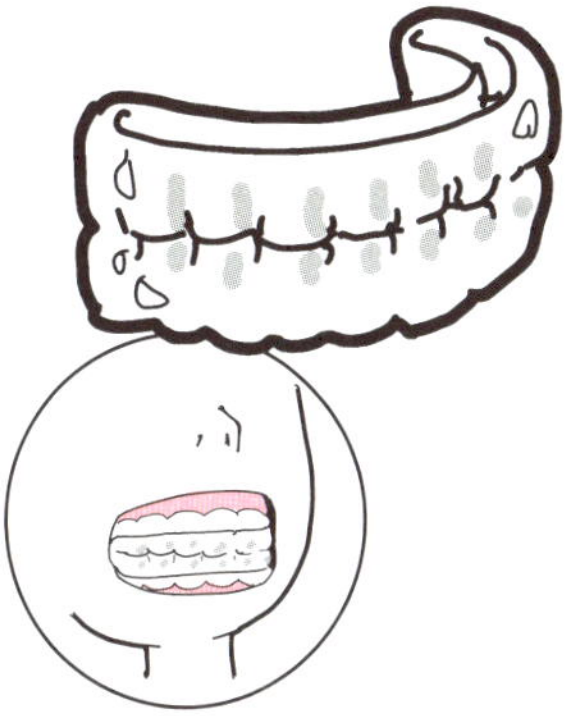

保険外診療によるマウスピース

・口が開くので、会話できる
・咳やあくびもできる
・ICチップが埋め込まれ、治療状況が把握できるものもある

上下分離型

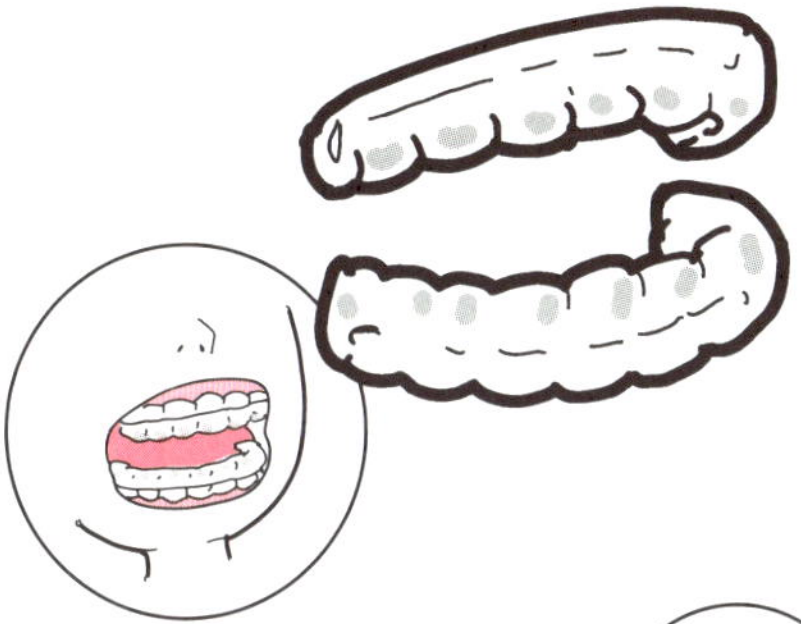

将来は3Dプリントマウスピースに期待！

現在海外で開発が進んでいる。個々に最適化した形状を、安価でスピーディに形成できる点で期待されている。

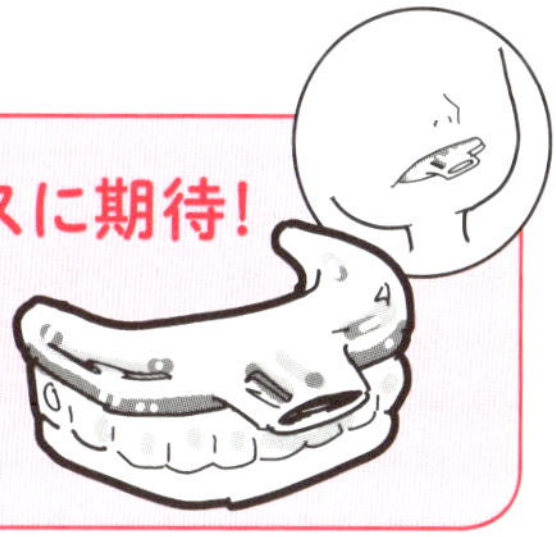

睡眠時無呼吸症候群を治す治療薬は、まだない

睡眠時無呼吸症候群（SAS）に効く薬はないのか？　と質問する患者さんもいらっしゃいますが、残念ながら現在のところ、**SASに治療効果のある薬はありますが、十分に効果があるわけではありません。**

閉塞性睡眠時無呼吸症候群（OSAS）の場合は、CPAP治療がもっとも効果的です。

SASが原因となって、他の病気を併発している場合は、その病気を薬で治療することで、SASの症状も改善することがあります。中枢性睡眠時無呼吸症候群で、軽症の場合には、降圧剤のひとつであるACE阻害薬や利尿薬などで血管を広げて血圧を下げることで心臓への負担を軽減する薬物治療を行うこともあります。

しかし、合併症が多いSAS治療では、別の病気の薬物治療でSASを悪化させるケースもまれにあります。**各専門医と連携して、合併症の薬物治療を行う必要**があります。

SAS治療で重要なこと

合併症の多いSAS治療では、他診療科との連携が重要

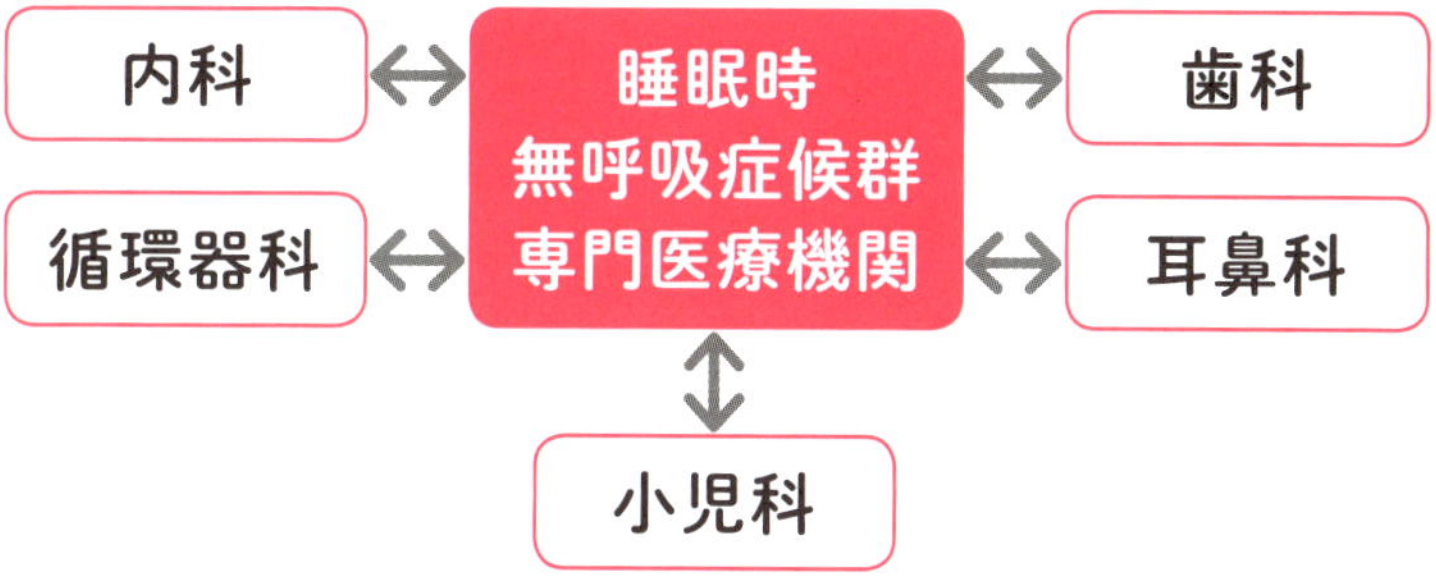
内科
循環器科
睡眠時無呼吸症候群専門医療機関
歯科
耳鼻科
小児科

ＳＡＳ治療中に、万一症状が悪化した場合には別の治療法を検討する必要もある。**定期的に主治医の診察を受けることが重要！**

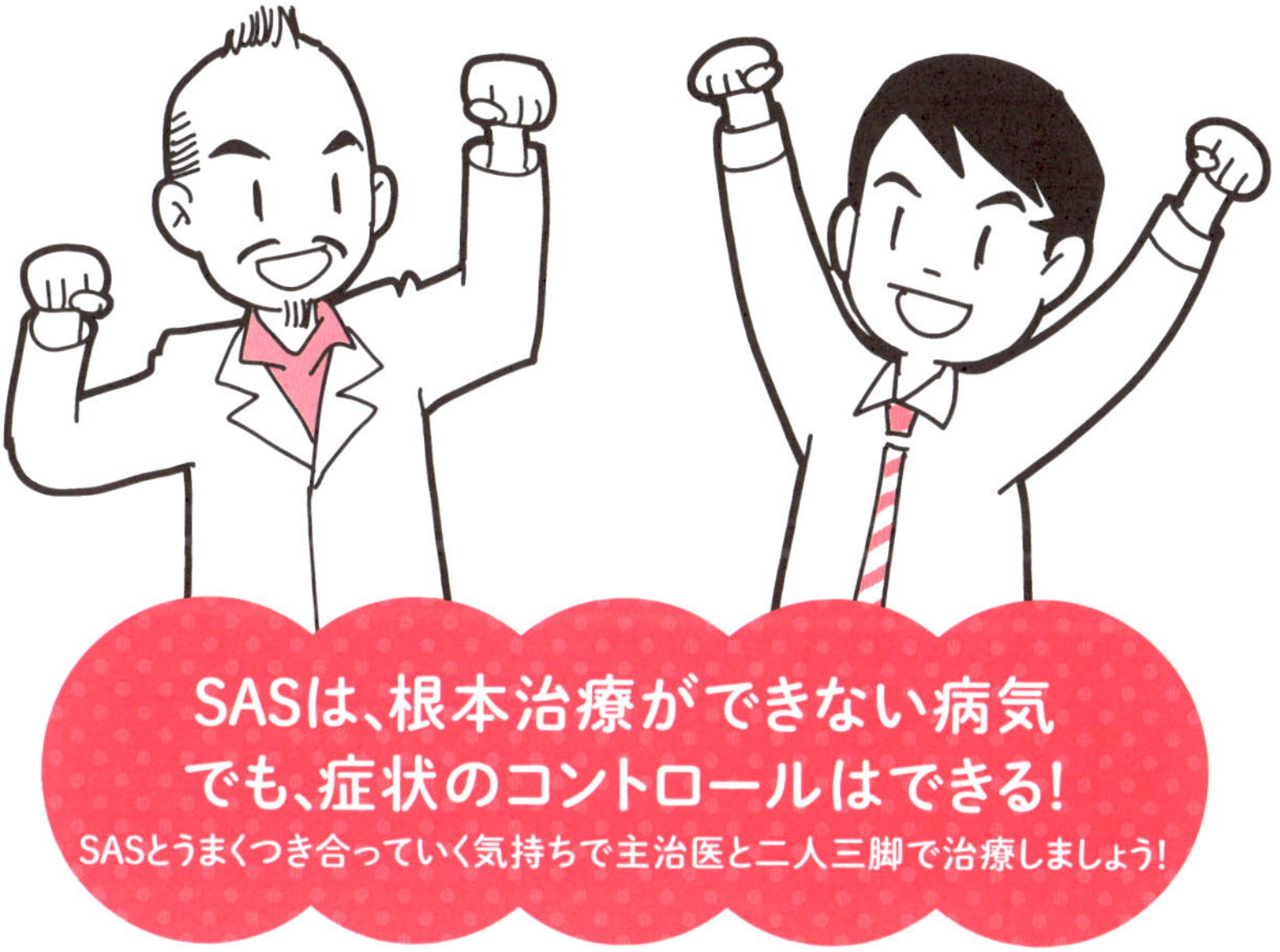

SASは、根本治療ができない病気でも、症状のコントロールはできる!

SASとうまくつき合っていく気持ちで主治医と二人三脚で治療しましょう!

COLUMN 7

治療にはどのくらいかかる?

参考として、ＳＡＳの検査や治療費についてまとめました。目安にしてみてください。

治療項目	診療費	内容
スクリーニング 検査費保険適用外	5,000円 前後	パルスオキシメーター、 エアフローセンサ
簡易式検査費 3割負担	3,000円 前後	簡易式 ポリソムノグラフィー
精密検査	3万円 前後	①ポリソムノグラフィー （1泊入院費含む） ②睡眠潜時反復検査 （1泊入院費含む）
CPAP療法	4,500円 前後	1カ月の 機器レンタル費
マウスピース （スリープスプリント）	保険適用のもので1万～2万円 保険適用外のもので6万～13万円	

※健康保険3割負担適用の場合の目安です。金額は変わる可能性があります。
その他、初診費用、診療費などが必要です。
※診療費はすべて税別金額です。
※2019年11月現在の情報です。

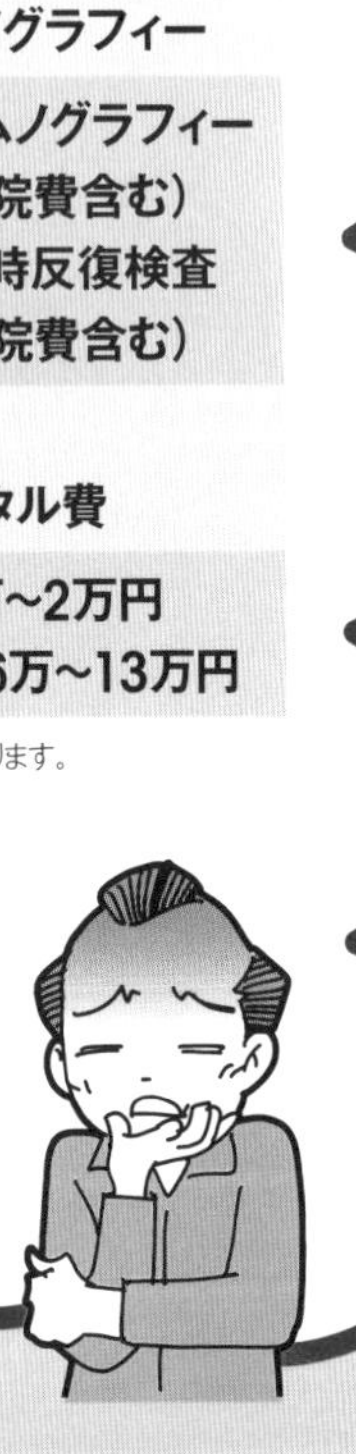

第7章

睡眠を改善することが
さまざまな
病気の予防になる!

睡眠時無呼吸症候群（ＳＡＳ）を予防したり、症状を抑えたりするには、睡眠そのものを改善することです。良質な睡眠をとるためのセルフケアをアドバイスします。

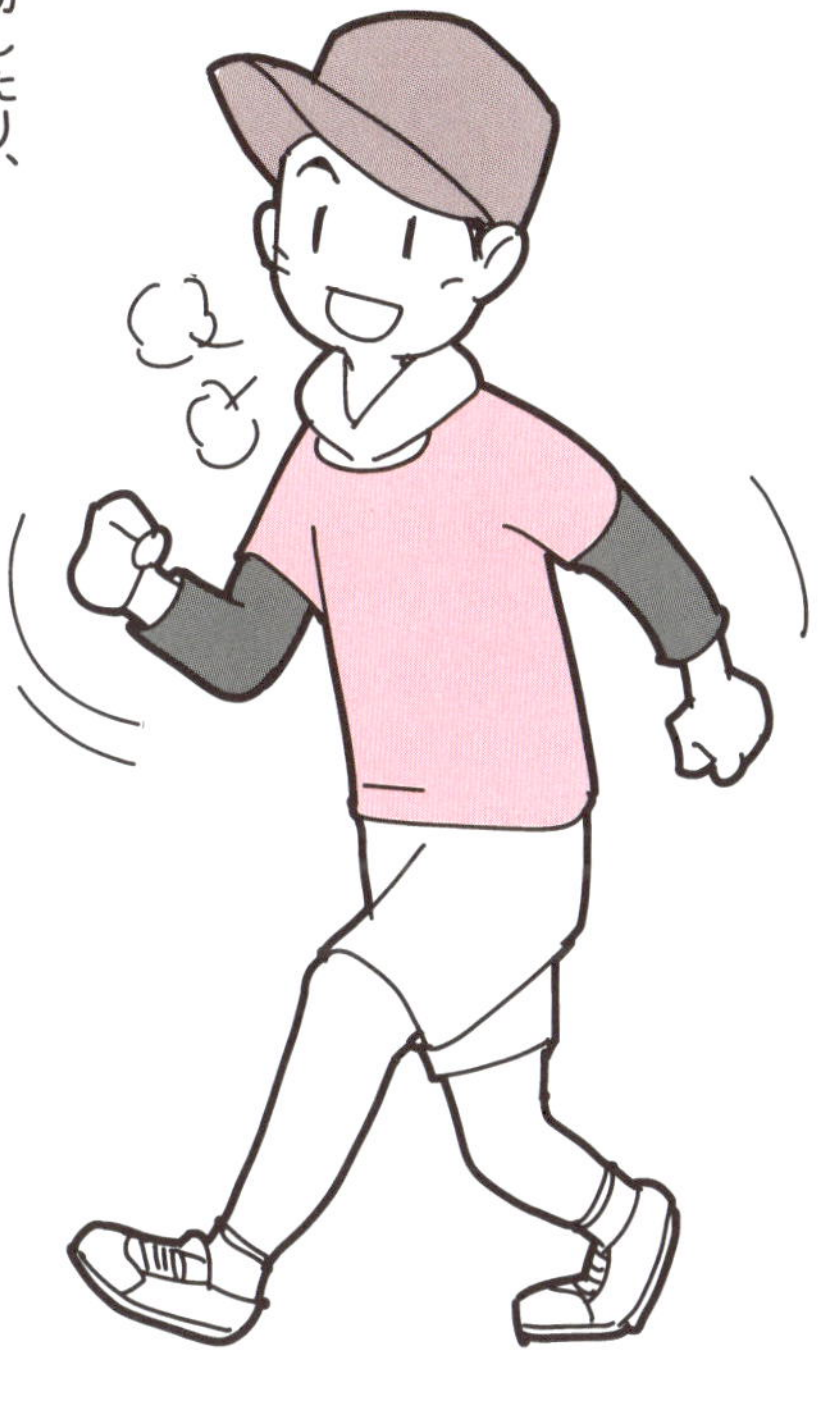

レム睡眠とノンレム睡眠、深睡眠

睡眠は、**眠りの浅いレム睡眠**と、**眠りの深いノンレム睡眠**のふたつに大別できます。

レム睡眠は、体は休んでいるけれど大脳は活発に活動しています。ノンレム睡眠は、体も脳も深い休息状態にある状態。ノンレム睡眠は、さらに3段階のステージに分かれ、3段階目のステージが、もっとも深い眠りの状態である「深睡眠《しんすいみん》」となります。

理想的な睡眠時間は6時間半〜7時間半ですが、重要なのは、最初の4時間。この4時間の間に、2回以上の「深睡眠」があると、ほとんどの疲れがとれるといわれています。

「深睡眠」をとるためには、眠る前の体の準備が重要で、深部体温を下げて、副交感神経の働きが優位になってリラックスできるようにととのえておく必要があります。

良質な睡眠をとるためには、眠りの最初の4時間が勝負。そのために、睡眠環境を準備しましょう。

理想的な眠りはレム睡眠とノンレム睡眠が繰り返す

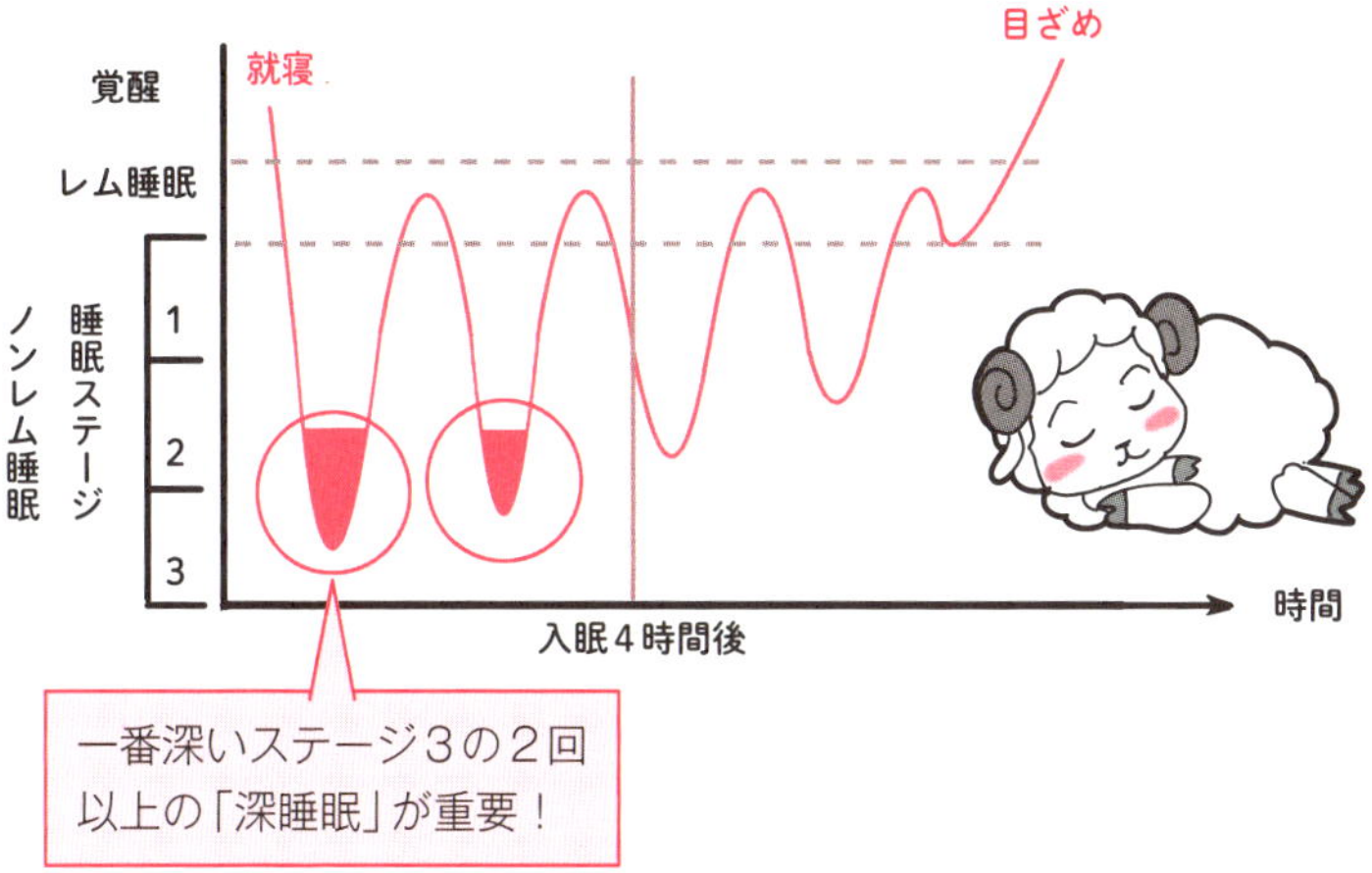

睡眠時無呼吸症候群の患者の睡眠パターン

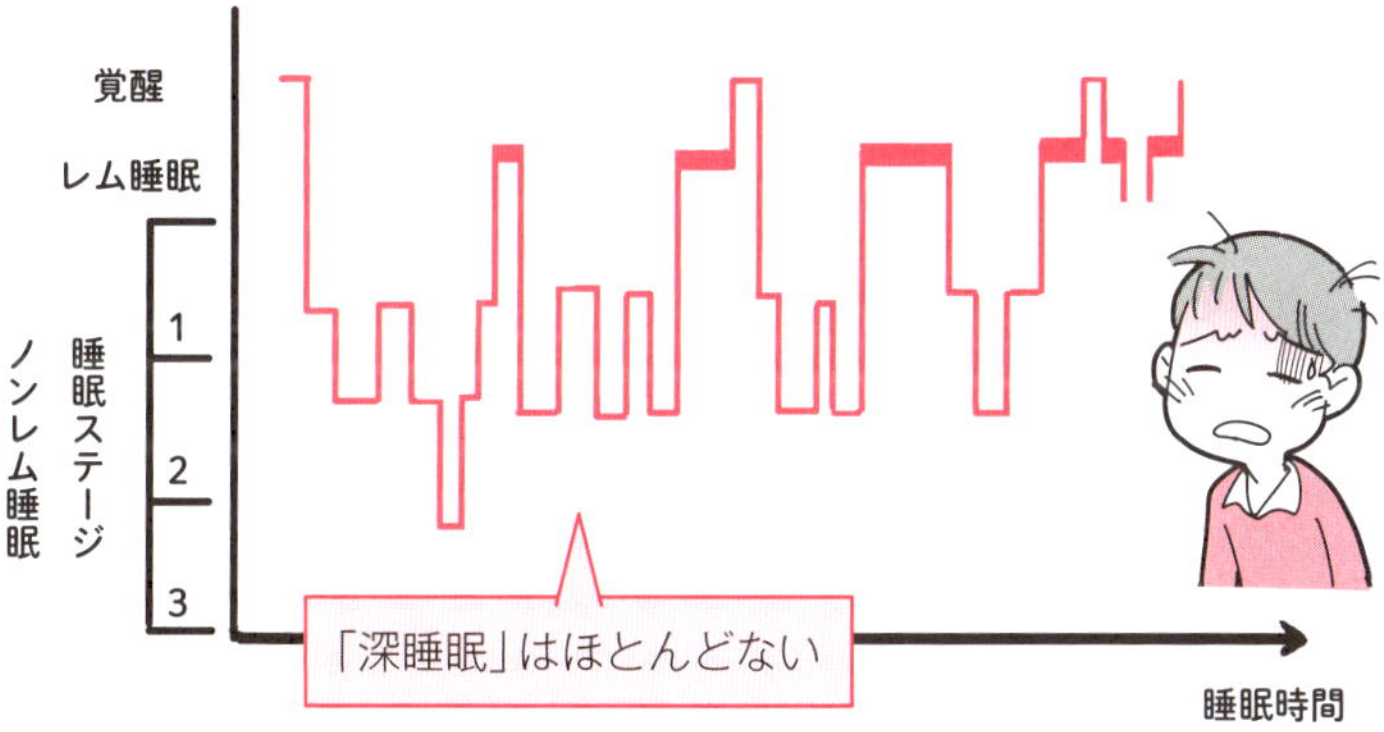

睡眠時間の可視化―睡眠日誌や睡眠アプリ

睡眠の質をチェックするために、**「睡眠日誌」**や、**スマートフォンやスマートウォッチと連動した「睡眠アプリ」**で、睡眠状態の可視化を行うこともおすすめです。

「睡眠日誌」は、就寝、起床時間、食事時間、眠気を感じた時間、入浴時間、体調、飲酒時間、睡眠薬を服用した時間などを記録します。1～2週間ほど記録していると、自分の生活習慣と睡眠時間の関係などが見えてきます。

「睡眠アプリ」は、スマートフォンやスマートウォッチのセンサーを通して、睡眠の質を計測してくれるものです。各社からさまざまなタイプが出ていますが、就寝、起床時間、中途覚醒、レム睡眠、ノンレム睡眠の記録の他に、いびき音の録音を自動的に行ってくれるものもあります。「睡眠アプリ」は簡易的なものではありますが、目安としてうまく活用すれば、自分の睡眠時間と体調の関係が見えてくるはずです。

睡眠状態の可視化

睡眠日誌

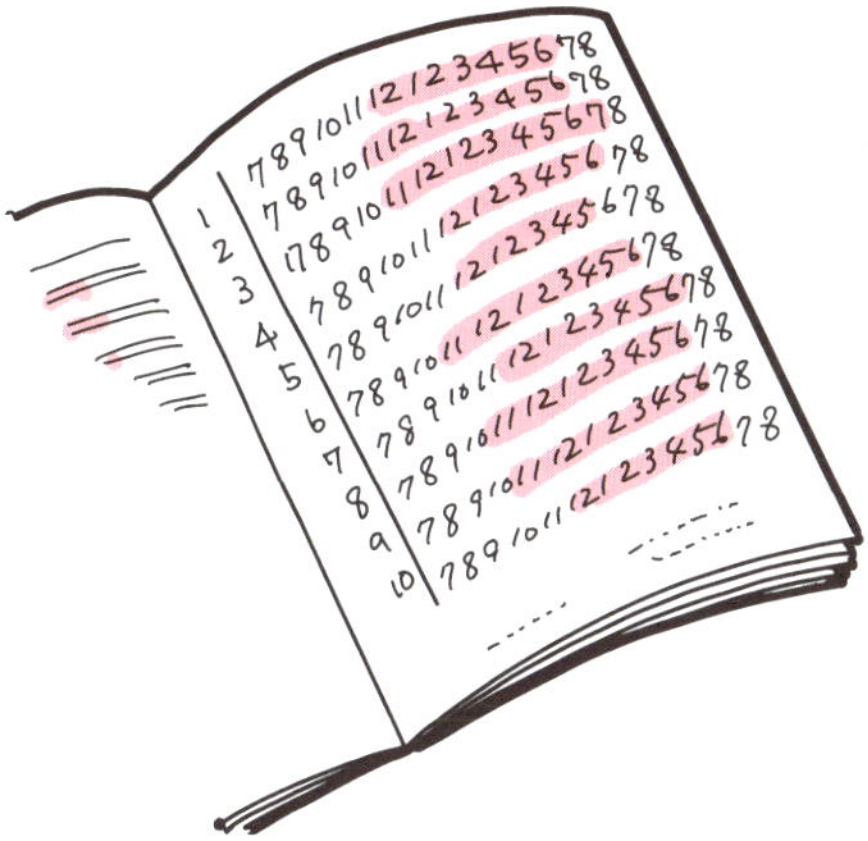

手帳に簡単に記録するだけでもいいですし、睡眠医療関連のウェブサイトに「睡眠日誌」の無料テンプレートなどもあります。睡眠状態の記録は、医療機関を受診する際にも役立ちます。

睡眠アプリ+スマホ、スマートウォッチ

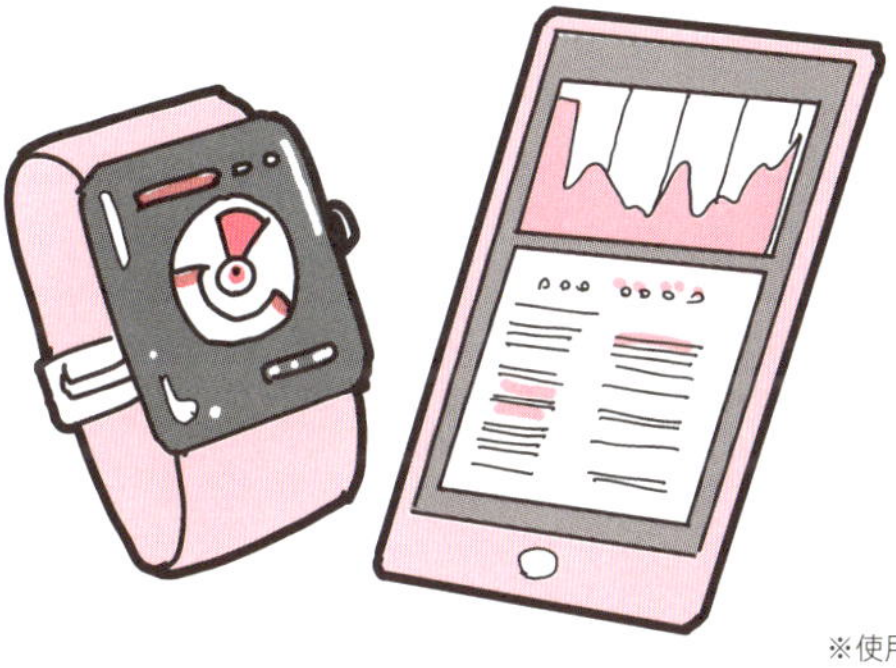

枕元にスマートフォンを置いたり、スマートウォッチをつけて寝ることで、センサーが睡眠情報を収集。眠りの浅いレム睡眠のタイミングでアラームを発信することも。ある芸能人は、「睡眠アプリ」を使って、睡眠時無呼吸症候群を発見したそうです。

※使用する場合は、就寝前になるべくブルーライト画面を見ないように注意！

良質な睡眠をとるための生活習慣

良質な睡眠をとるためには、寝る前の行動だけでなく、起きている間の行動も大切です。人間は、**朝目覚めて、夜になると眠くなって睡眠をとるという生体リズム**ができあがっています。これは遺伝子に組み込まれた**体内時計**によってコントロールされています。

ただ、体内時計は平均が1日24時間10分前後、実際は24時間よりも短い人と長い人がいるので、24時間型の社会とは多少のズレが生じます。現代社会においては、シフト制勤務や夜間勤務などの仕事形態、残業、夜ふかしなどによって、体内時計が狂いがちです。

まず、生体リズムを戻すために、朝の光を浴びること、日中活動すること。特に、夜に照明がこうこうと輝くコンビニに入ったり、テレビやパソコンの画面を見続けたりすると、眠くなるためのメラトニンの分泌が抑制されてしまいます。

人間の体内時計や生体リズムには、**夜の人工的な光は大敵**なのです。

朝、太陽の光が睡眠リズムを調整する

朝の光を浴びると、体内時計がリセットされて、眠気を誘うメラトニンの分泌が止まる。

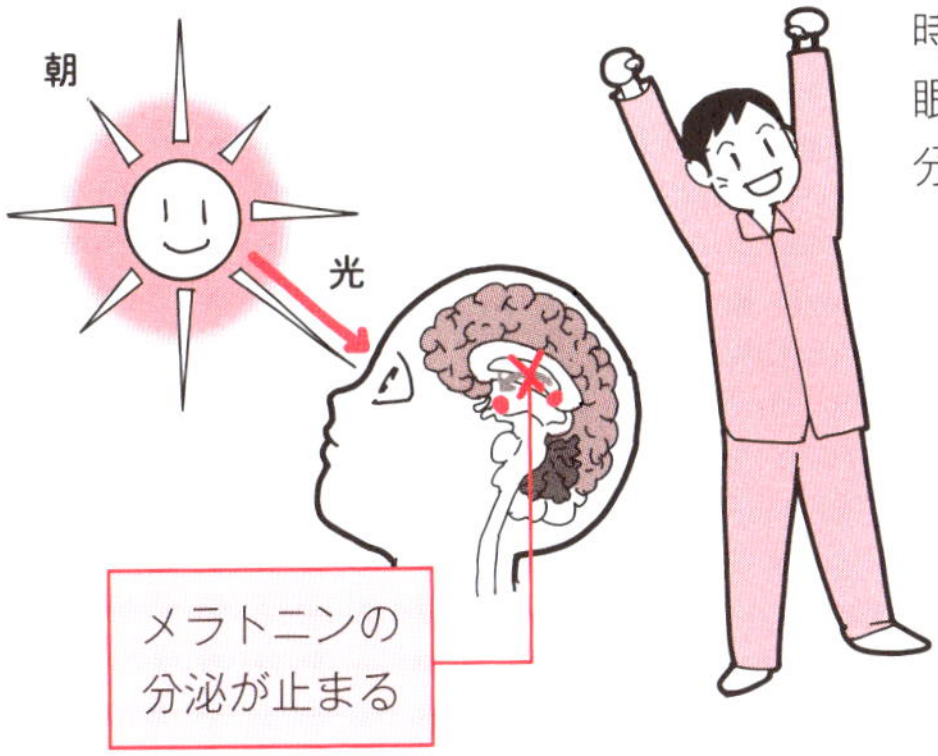

夜、メラトニンの分泌が眠気を誘う

その後徐々にメラトニンの分泌が高まり、その作用で深部体温が低下していく。夜になると休息するために、眠気を感じる。

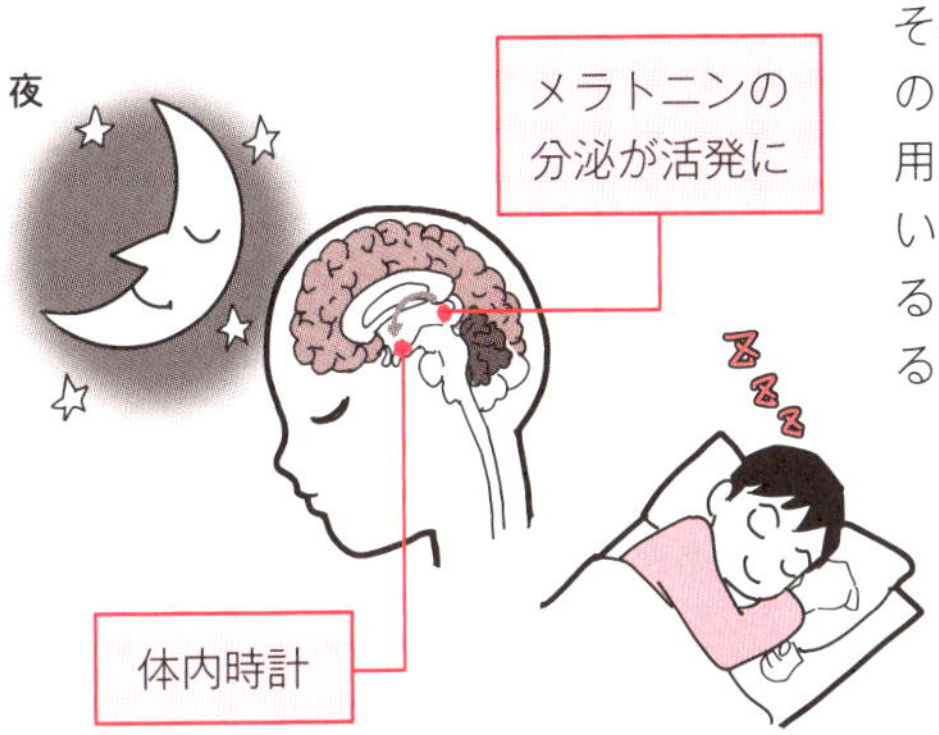

寝つきやすくするためにオススメ!

- ●寝る前の3分間快眠ストレッチ(154ページ)
- ●寝る1時間前の、スマホ(ブルーライト)禁止
- ●寝る2時間前の入浴が理想的
- ●寝る前は寝酒禁止! ハーブティー、ヨーグルト(乳酸菌)がオススメ

よりよく眠るためには、よりよい日中の生活を

睡眠は、ただ単に体の休息を得るためだけでなく、脳と神経の疲労回復、細胞の新陳代謝、老廃物の除去、免疫力の増強、成長ホルモンの分泌といった、人間の生体活動に重要な役割を果たしています。

睡眠時間が短く、良質な睡眠が日常的に得られなくなると、体は、これらの活動をうまくできなくなっていきます。**睡眠は、人間が健康に生きるために欠かせない時間**なのです。

第４章で紹介したように、睡眠時無呼吸症候群がさまざまな病気の「もと」になってしまうのです。生活習慣病などの病気のリスクを減らすためには、良質な睡眠をとることが必須です。

よりよく眠るためには、寝る前だけでなく、よりよく日中の生活を行わなければいけません。良質な睡眠を得るために、１日の生活習慣も見直していきましょう。

良質な睡眠のための1日の生活習慣

- □ 朝起きる時間を毎日一定にする
- □ 朝起きたら、太陽の光を浴びる
- □ 毎日朝食を食べる！ トリプトファンの多い「朝イチみそ汁」がオススメ！
- □ 昼寝は、昼食後～15時までの15～20分以内で、リラックスしすぎない床に伏せるスタイルで
- □ 軽い運動を習慣にする
- □ 夕方以降から少しずつ、リラックスさせる（ネクタイを外す、チョコレートを食べるなど）
- □ 夕食は寝る2時間前まで
- □ 夜はなるべく、ブルーライトなどの人工的な光を浴びない

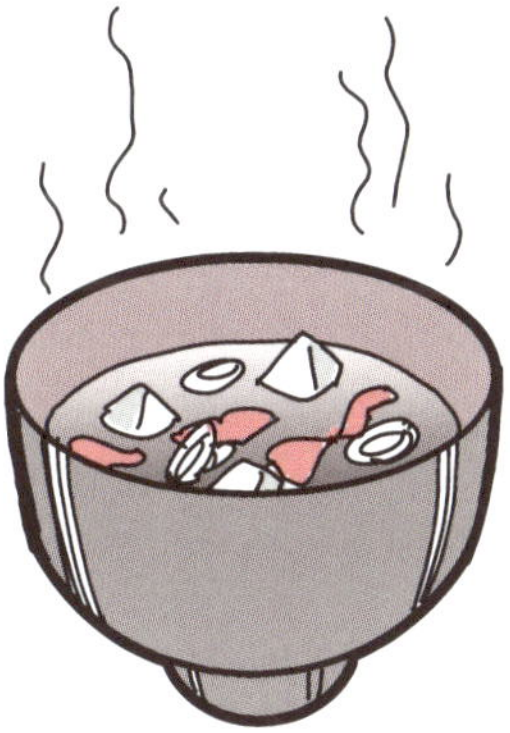

朝イチみそ汁とは？
味噌の原料に多く含まれるトリプトファンは、体内でセロトニンに変化して、眠りを誘発するメラトニンを生成する！　トリプトファンは、朝に摂取するのが理想的。

寝る前の3分間快眠ストレッチ

「3分快眠ストレッチ」は、もっとも深い睡眠状態であるノンレム睡眠に早くたどりつくために行う、3分間でできる運動です。人間の体は、内臓などの体の深い部分の体温（深部体温）が下がり、副交感神経の働きが優位になると、眠気が起きます。深部体温を寝る前に上げておくと、寝るときに下がりやすくなります。まず、①浴室②寝室で各1分間のストレッチを行って深部体温を上げます。最初の浴室では、血管が集中する首筋に熱いお湯をあてて、ゆっくり**「首もみストレッチ」**を行います。次に寝室で、**「腕まわしストレッチ」**を1分間。肩甲骨の周辺をほぐして刺激することで、深部体温が効率的に上がります。最後に③ベッドに横たわり**「足首曲げ深呼吸」**を行います。手足の末端から熱が放射されて、深部体温が下がっていきます。

すぐに眠れて朝まで起きない「3分快眠ストレッチ」を、寝る前の習慣にしましょう。

ぐっすり眠るための3分快眠ストレッチ

1 浴室で首もみストレッチ(1分)

・親指以外の指を組んで、うなじにシャワーをあてる。
・うなじのくぼみに、親指を立てて、やさしく上下に動かしてマッサージする。

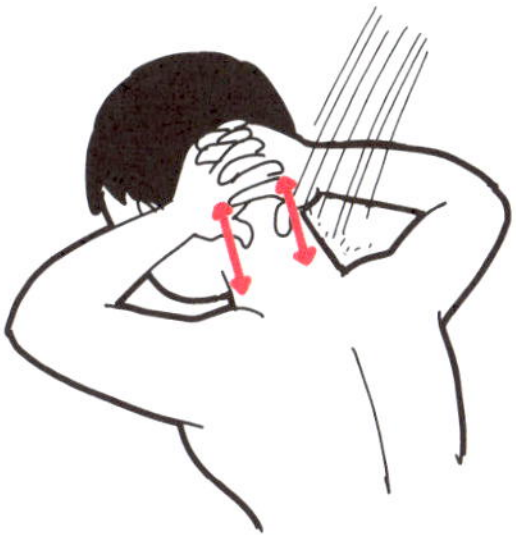

2 寝室で腕まわしストレッチ(1分)

・両腕を曲げて、脇を開き、ひじを上げる。
・そのまま後ろにひじをゆっくり回す。

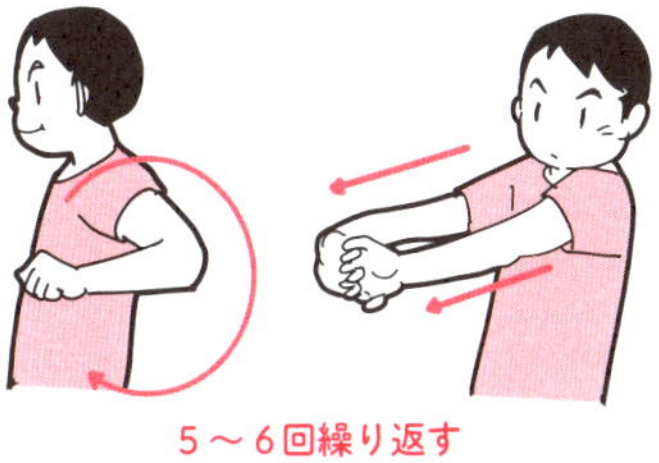
5～6回繰り返す

・ひじが前にきたら、手を組んで、腕をまっすぐ伸ばす。
・そのまま、頭の上まで持ち上げる。

3 ベッドで足首曲げ深呼吸(1分)

・ゆっくり鼻から息を吸い、左右の足首を手前に曲げる。

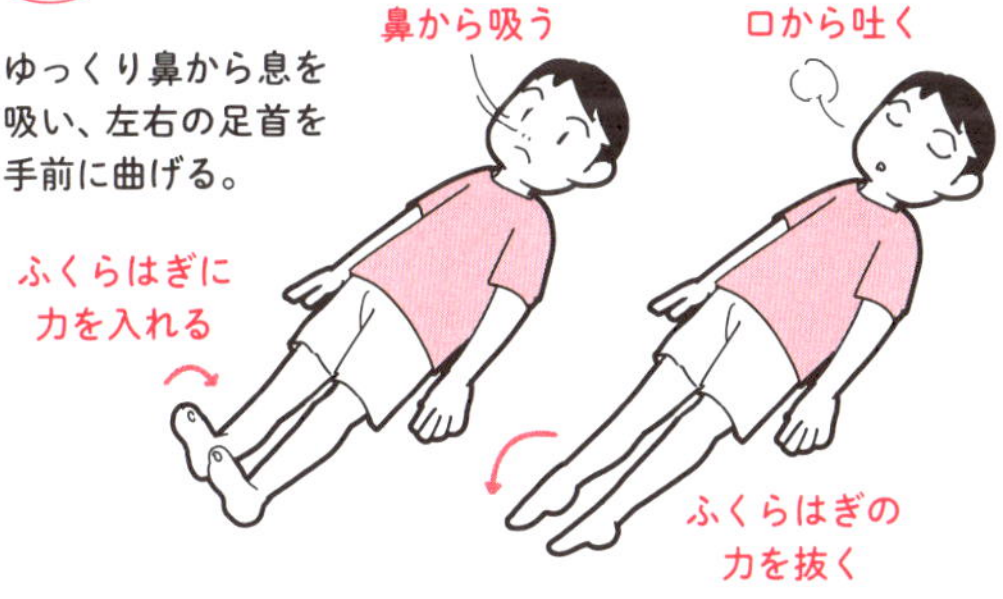
鼻から吸う
口から吐く
ふくらはぎに力を入れる
ふくらはぎの力を抜く

・口から息を吐きながら、力を抜いてもとに戻す。

COLUMN 8

近視とメガネの関係

ＳＡＳの治療は、近視とメガネの関係によくたとえられます。近視はＳＡＳ、メガネはＣＰＡＰ機器やマウスピース。近視の進み具合に合わせて、メガネの度を調整したり新しいものに変えたりするように、ＣＰＡＰやマウスピースも、調整したり機器を替えたりしながら、長くつき合っていくコンパニオンとなります。ＣＰＡＰ機器も、年々使いやすく改良されています。最初は慣れるまで大変ですが、工夫しながらうまく長くつき合っていけるようにしたいものです。「つけなくても（物理的に）眠れる」と思うのではなく、「つけなければ、脳や体が本当の意味では眠れない」と思ってみてください。睡眠や呼吸は、食事同様、人間が生きるうえでの根本です。

付録

日本睡眠学会 専門医療機関

睡眠時無呼吸症候群は、睡眠医療の専門医や専門医療機関を受診することで、重症化のリスクを避けることができます。まだ専門医が少なく、地域によっても専門医療機関が偏りますが、日本睡眠学会が認定した専門医療機関リストを次のページでご紹介します。

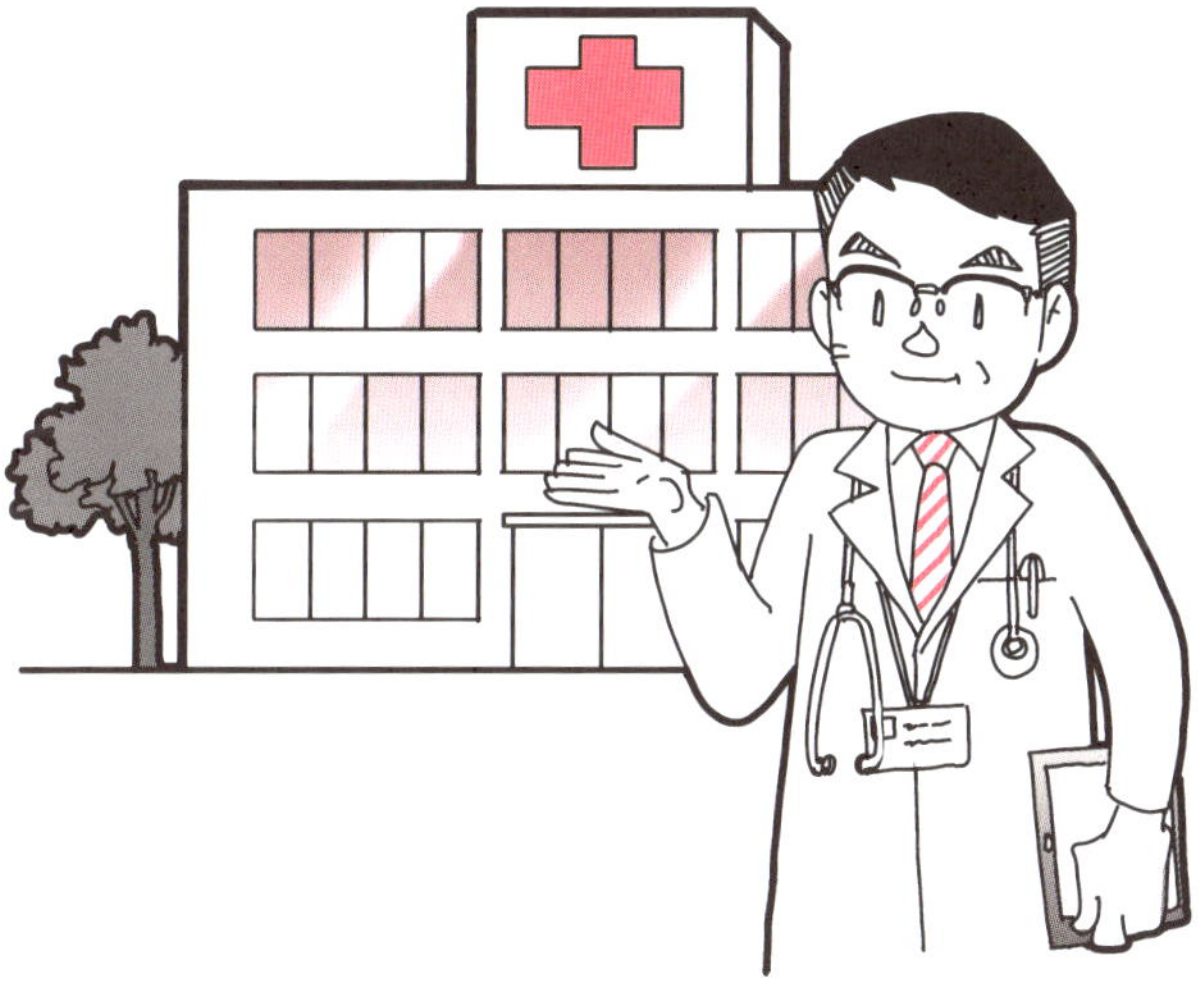

石川県	金沢医科大学病院　睡眠医学センター／金沢市立病院　呼吸器内科
富山県	独立行政法人国立病院機構　北陸病院
三重県	三重大学医学部附属病院 精神科神経科／みたき総合病院 耳鼻咽喉科 医療法人尚徳会ヨナハ総合病院 耳鼻咽喉科
滋賀県	滋賀医科大学医学部付属病院　精神科
奈良県	済生会奈良病院 内科 睡眠呼吸障害センター 奈良県立医科大学附属病院　呼吸器・アレルギー・血液内科 独立行政法人国立病院機構奈良医療センター
京都府	京都大学医学部附属病院 呼吸器内科 呼吸管理睡眠制御学 独立行政法人国立病院機構　京都医療センター歯科口腔外科 医療法人大岡医院稲荷診療所
大阪府	大阪回生病院睡眠医療センター／杏和会 阪南病院／医療法人上島医院　神経内科 医療法人ますたに呼吸器クリニック／大阪大学医学部附属病院　睡眠医療センター 小松病院　歯科口腔外科
兵庫県	前田呼吸器科クリニック／社会医療法人財団聖フランシスコ会　姫路聖マリア病院
鳥取県	独立行政法人国立病院機構 鳥取医療センター　精神科／鳥取大学医学部附属病院　耳鼻咽喉科／医療法人健和会ひがみ耳鼻いんこう科・いびき睡眠クリニック
島根県	島根大学医学部附属病院
岡山県	川崎医科大学附属病院　耳鼻咽喉科
山口県	医療法人社団 土屋医院 心療内科・神経内科
高知県	高知鏡川病院　睡眠医療センター
愛媛県	愛媛大学医学部附属病院睡眠医療センター
福岡県	福岡浦添クリニック／久留米大学病院　精神神経科／医療法人眠りとこころのYOUクリニック　有吉祐睡眠クリニック／国立病院機構福岡病院 睡眠センター／恵友会霧ヶ丘つだ病院／ふくおか睡眠クリニック／九州大学病院　睡眠時無呼吸センター
佐賀県	勇愛会大島病院　精神神経科
大分県	佐藤クリニック　耳鼻咽喉科・頭頚部外科・睡眠呼吸障害センター
長崎県	医療法人仁祐会小鳥居諫早病院／日本赤十字社長崎原爆諫早病院 呼吸器科 社会医療法人春回会 井上病院 呼吸器科
宮崎県	潤和リハビリテーション振興財団　潤和会記念病院　神経内科
熊本県	特定医療法人芳和会　くわみず病院
鹿児島県	医療法人聖心会　かごしま高岡病院
沖縄県	医療法人エイチ・エス・アール　名嘉村クリニック 医療法人輔仁会・嬉野が丘サマリヤ人病院

※出典：日本睡眠学会（http://jssr.jp/）専門医療機関より転載　2019年7月1日現在の情報です。

日本睡眠学会 専門医療機関

北海道	旭川医科大学病院 医療法人社団　ウェルネス望洋台医院
岩手県	岩手医科大学附属病院　睡眠医療科
秋田県	秋田大学医学部附属病院　精神科
福島県	太田総合病院附属太田西ノ内病院／ささき内科クリニック 医療法人健眠会大槻スリープクリニック　福島睡眠呼吸検査センター
栃木県	獨協医科大学病院　神経内科／医療法人社団幸仁会 たかしま耳鼻咽喉科
埼玉県	医療法人啓仁会 平沢記念病院 医療法人康曜会プラーナクリニック　呼吸器睡眠センター呼吸器内科
千葉県	国立国際医療研究センター　国府台病院　精神科 東京歯科大学市川総合病院　耳鼻咽喉科　いびき無呼吸外来
東京都	東京慈恵会医科大学附属病院／財団法人神経研究所付属 睡眠呼吸障害クリニック／医療法人社団絹和会睡眠総合ケアクリニック代々木／虎の門病院 睡眠センター／医療法人社団グッドスリープ　グッドスリープ・クリニック／駒ヶ嶺医院　睡眠呼吸センター／東邦大学医療センター大森病院 睡眠時呼吸障害センター／日本大学医学部附属板橋病院　睡眠センター／国立精神・神経医療研究センター病院／医療法人社団玉栄会東京天使病院／東京女子医科大学病院　睡眠科／医療法人社団慶真記念会 新宿睡眠・呼吸器内科クリニック／東京睡眠医学センター スリープクリニック調布／杏林大学医学部附属病院 精神神経科／医療法人社団SSC　スリープ・サポートクリニック／恵泉第二クリニック　世田谷睡眠呼吸センター／東京医科大学病院　循環器内科／池袋スリープケアクリニック
神奈川県	横浜呼吸器クリニック／医療法人愛仁会 太田総合病院記念研究所附属診療所　太田睡眠科学センター／東海大学医学部附属病院　内科学系／ゆき呼吸器内科クリニック／RESM（リズム）新横浜　睡眠・呼吸メディカルケアクリニック／上大岡内科・呼吸器科クリニック
新潟県	国立病院機構西新潟中央病院　呼吸器内科／日本歯科大学新潟病院　睡眠歯科センター／新潟臨港病院
岐阜県	岐阜メイツ睡眠障害治療クリニック／阪野クリニック／はっとりクリニック／医療法人岩永耳鼻咽喉科中部いびき睡眠障害研究所
長野県	ＪＡ長野厚生連南長野医療センター　篠ノ井総合病院 特定医療法人 新生病院 麻酔科／わかまつ呼吸器内科クリニック
静岡県	中東遠総合医療センター　神経内科・睡眠医療センター 医療法人社団優仁会　協愛医院　耳鼻咽喉科
愛知県	愛知医科大学病院　睡眠科・睡眠医療センター／藤田医科大学　精神科　睡眠検査室／名古屋大学医学部附属病院　精神科　親と子どもの心療科／豊橋メイツ睡眠障害治療クリニック／医療法人SRAたかおかクリニック／藤田医科大学　ばんたね病院　耳鼻咽喉科／名古屋市立大学病院　睡眠医療センター／おおたけニコニコクリニック／医療法人健伸会はっとり耳鼻咽喉科／名古屋セントラル病院耳鼻咽喉科

●監修者紹介

白濱 龍太郎（しらはま・りゅうたろう）

筑波大学卒業、東京医科歯科大学大学院統合呼吸器学修了（医学博士）。同大学睡眠制御学快眠センターなどでの臨床経験を生かし、総合病院などで睡眠センターの設立、運営を行ってきた。それらの経験を生かし、睡眠、呼吸の悩みを総合的に診断、治療可能な医療機関をめざし、2013年に、RESM新横浜　睡眠・呼吸メディカルケアクリニックを設立。2014年には、経済産業省海外支援プログラムに参加し、インドネシアなどの医師たちへ睡眠時無呼吸症候群の教育を行った。2018年にはハーバード大学公衆衛生大学院の客員研究員として睡眠に関する先端の研究に従事。社会医学系指導医、睡眠学会専門医を有し、教育、啓発活動にも取り組んでいる。

●著書／監修

『見るだけでぐっすり眠れる深睡眠ブック』（宝島社）『誰でも簡単にぐっすり眠れるようになる方法』（アスコム）
『人生が劇的に変わる睡眠法』（プレジデント社）『図解　睡眠時無呼吸症候群を治す！最新治療と正しい知識』（日東書院）
『"ぐっすり"の練習ノート』（実務教育出版）『病気を治したければ「睡眠」を変えなさい』（アスコム）
『9割の不眠は「夕方」の習慣で治る』（SBクリエイティブ）『ビジネスマンの睡眠コントロール術』（幻冬舎）
『良質な睡眠』（内外出版）『今日の治療と看護第3版』（南江堂）

●参考文献

<書　籍>白濱龍太郎『図解 睡眠時無呼吸症候群を治す！』（日東書院）
白濱龍太郎『誰でも簡単にぐっすり眠れるようになる方法』（アスコム）
白濱龍太郎『良質な睡眠～睡眠と睡眠時無呼吸症候群～』（内外出版）
宮崎康成、秀島雅之編『いびき！？眠気！？睡眠時無呼吸症候群を疑ったら』（羊土社）
睡眠時呼吸障害研究会編集『成人の睡眠時無呼吸症候群診断と治療のためのガイドライン』（メディカルレビュー社）
<WEB>国土交通省「自動車運送事業者における睡眠時無呼吸症候群対策マニュアル」（https://www.mlit.go.jp/common/001101506.pdf）
国際交通安全学会「睡眠障害スクリーニングの普及推進を目指した学際的研究（Ⅲ）平成27年3月（https://www.iatss.or.jp/common/pdf/research/h2651.pdf）
日本職業・災害医学会　三好規子、谷川武「職域における睡眠時無呼吸症候群（SAS）の早期発見・早期治療の意義」（平成29年6月22日）
TEIJIN無呼吸なおそう.com（https://659naoso.com/sas/ris）

編集協力／edit24、（有）フロッシュ
カバー・デザイン／cycledesign
本文デザイン／cycledesign
カバー・本文イラスト／TAKAO
校閲／山口芳正

こんなに怖い
図解 睡眠時無呼吸症候群

2019年12月1日　初版第1刷発行

監修者　白濱龍太郎
発行者　廣瀬和二
発行所　株式会社日東書院本社
〒160-0022　東京都新宿区新宿2丁目15番14号　辰巳ビル
TEL: 03-5360-7522（代表）
FAX: 03-5360-8951（販売部）
URL: http://www.TG-NET.co.jp
印刷所／三共グラフィック株式会社　製本所／株式会社セイコーバインダリー

ISBN 978-4-528-02283-6 C2077